Janina Sträter

Welpen-Guide
Ernährung & Gesundheit

Welpen-Guide

Ernährung & Gesundheit

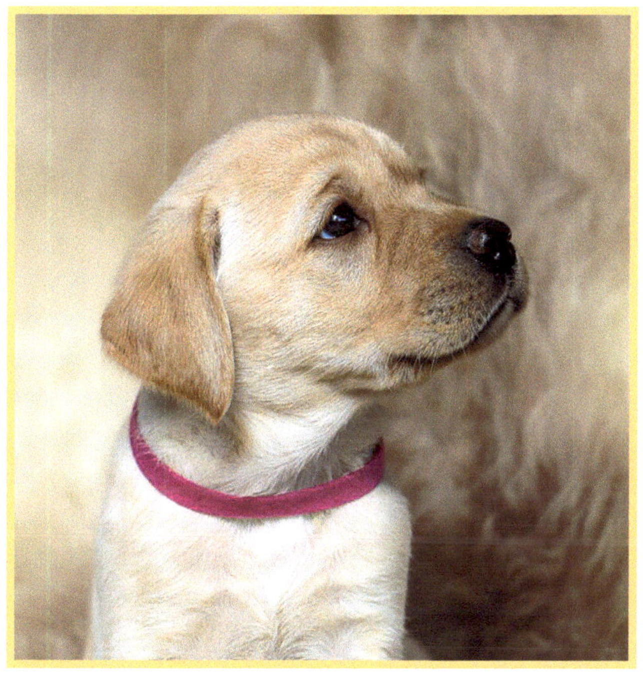

die Bedürfnisse des Welpen

aus ernährungsphysiologischer Sicht

Janina Sträter

Tier-Ernährungsberaterin für Hund /Katze

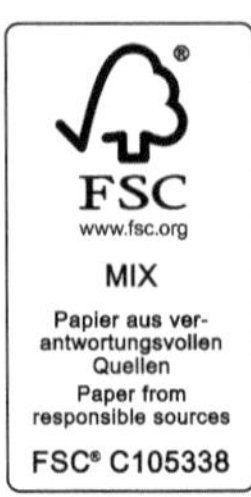

Impressum

Bibliografische Information der Deutschen Nationalbibliothek:
Die Deutsche Nationalbibliothek verzeichnet diese
Publikation in der Deutschen Nationalbibliografie;
detaillierte bibliografische Daten sind im Internet
über http://dnb.dnb.de abrufbar.

Die automatisierte Analyse des Werkes, um daraus
Informationen insbesondere über Muster, Trends und
Korrelationen gemäß §44b UrhG („Text und Data Mining")
zu gewinnen, ist untersagt.

© 2024, 2. Auflage, Janina Sträter
Schubertstraße 36, 41539 Dormagen,
www.futterharmonie.de
Coverdesign: Janina Sträter, Foto: Anja Michels

Herstellung und Verlag:
BoD – Books on Demand, Norderstedt

ISBN: 978-3-759-711-960

Geliebt und verstanden werden, ist das größte Glück.

(Zitat: Honorè de Balzac)

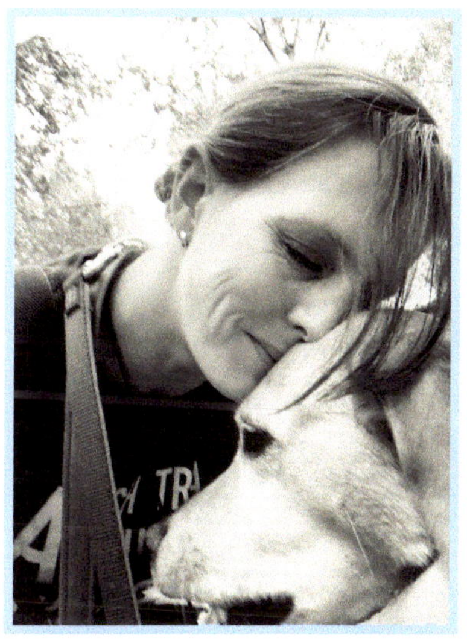

Du hast meine Seele berührt, mein Herz.

Danke für die gemeinsame Zeit.

Inhaltsverzeichnis

EINLEITUNG

Am besten ich gratuliere zunächst aus vollem Herzen zu deinem neuen Abenteuer „Welpe". Unabhängig ob es der Erste oder Zehnte ist, wird es immer wieder ein Abenteuer sein.

Die Entwicklung bleibt natürlich grob die gleiche, nur bringt dein Welpe auch ein großes Paket an Individualität mit. Und sich hierauf einlassen, beobachten, Neues zulassen und Bindung aufbauen, wird immer wieder etwas Einzigartiges bereit halten.

Die grundlegenden Bedürfnisse -auf die eine bestmögliche Entwicklung setzt- sind geprägt von der Fütterung.
Denn das, was Du deinem Hund als Futter anbietest, ist seine Quelle der Entwicklung. Das Immunsystem, DNA- und Zellaufbau, Wachstum, Lernverhalten/Gehirnaktivität wird alles von der Nahrung beeinflusst.

Es ist erstaunlich, was sich in dem ersten Jahr alles entwickelt, was der Organismus da so auf die Beine stellt; also benötigt er eine große Portion Energie.
Und eben diese Energie in all ihren Facetten benötigt Nahrung. Sie fällt ja nicht vom Himmel.

Je optimaler der Napfinhalt aufgestellt ist, desto besser kann umgewandelt werden. Und das ist es was der Körper tut.

Er wandelt um, immerzu ist der Stoffwechsel aktiv.

Wie soll Dir nun also dieser Welpen-Guide helfen? Nun er soll dir eine Stütze sein in der Informationsflut in der wir uns Dank der zahlreichen Medien befinden. Oft lässt sich die Quelle nicht deuten und Meinungen werden nur allzu schnell scheinbar fachkundig kundgetan. Diesen Welpen-Guide habe ich geschrieben um dir einen roten Faden an die Hand zu geben und dir ein Licht im Futter-Dschungel zu geben.

Ich wünsche mir, dass du ein paar Interessante Punkte für dich mitnimmst, dass es dir bei diversen Entscheidungen hilft und dir ein Stück Sicherheit vermittelt. Ein Paket rund um die ernährungsphysiologische Gesundheit.

Deshalb war es mir sehr wichtig einen Überblick in Form des Inhaltsverzeichnisses zu integrieren. So kannst Du als Leser entweder gerne einmal alles von Anfang bis Ende lesen, aber auch ein paar Themen immer wieder mal schnell nachschlagen.

Zurückblickend auf meine eigene Zeit als Hunde- Frauchen, hätte ich es sehr begrüßt ein unabhängiges Buch/ einen Leitfaden zu bekommen, wie ich meinen Welpen langfristig optimal ernähre. Ich hätte es geschätzt, eine Anleitung zu bekommen, worauf ich achten muss, was mein Hund braucht während des Wachstums und worauf es ankommt und worauf ich bei Fertigfutter zu schauen habe.
Und weil auch ich manchmal ungeduldig bin oder nur mal schnell was nachschauen möchte, ist mir eine gute Übersicht in Form des Inhaltsverzeichnisses wichtig gewesen.

Dennoch ist es nie zu spät, den Fütterungsstil zu überdenken und eine Fütterung auch noch im hohen Alter zu optimieren.

Alles Liebe,
Deine Janina

FUTTER

Woraus besteht also gutes Futter für deinen Welpen?
Grob gesagt, werden alle Nähr- und Vitalstoffe benötigt.

Zu den Nährstoffen werden einerseits die Makronährstoffe
- Proteine,
- Lipide und
- Kohlenhydrate,
gezählt, die deshalb so heißen, weil sie in größeren und
wesentlichen Mengen benötigt werden.

Die Mikronährstoffe sind ebenfalls essentiell und decken
- Vitamine und
- Mineralstoffe ab.

Letztere darf man noch unterteilen in Spuren- und Mengenelemente.
Und auch hier rührt der Name Spurenelemente, von seiner benötigten geringen Menge her, jedoch sind auf diese bitte nicht zu verzichten.

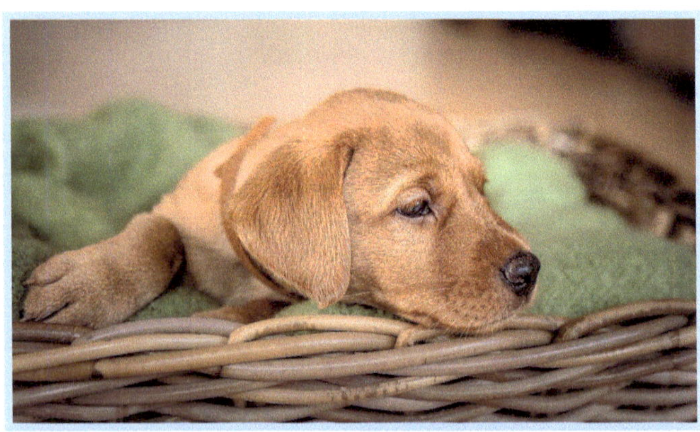

DIE EIWEIßE (PROTEINE)

Eiweiße befinden sich in allen Zellen, auch in Pflanzenzellen.

Muskelzellen -sprich Muskelfleisch- als Protein-Quelle, ist immer noch die bevorzugte Wahl. Proteine setzen sich aus Kohlen-, Wasser-, Sauerstoff, Fetten, Stärke und Stickstoff zusammen und lassen sich noch mal weiter kategorisieren in einfache und komplexe Eiweiße.

Die Komplexen enthalten zusätzlich noch bis zu 22 Aminosäureketten, 10 davon kann der Körper nicht selbst herstellen und sind somit essentielle Nahrungsbestandteile.

Die einfachen Proteine befinden sich in Haut, Federn, Krallen, Sehnen, Knorpel, usw. (aber auch z.B. in Hirnmasse,   Tumore, Gebärmutter...) und sollten nicht Hauptbestandteil bis gar nicht Bestandteil sein.

Denn neben der Tatsache, dass sie Aminosäure-Imbalanzen aufweisen und somit nicht den Bedarf decken können, belasten sie den Magen-Darm-Trakt, weil sie von der Elastase lediglich gespalten werden.

Komplexe Proteine sind in hochwertigem Muskelfleisch zu finden. Hochwertig ist auch nicht immer gleich hochwertig, weil sich Medikamentenspuren und Stresshormone der Schlachttiere in Muskelfleisch nachweisen lassen und dies dann auch als ein komplexes Protein (=also echtes Muskelfleisch) wiederum in der Qualität mindert.

Auch hier darf man davon ausgehen, dass je gesünder das zu schlachtende Tier gewesen war und gelebt hat, desto hochwertiger (= nahrhafter) ist das Protein, weil seine Bestandteile komplex und komplett sind.

DER AUFBAU VON PROTEINEN

Proteine unterteilt man in
einfache und komplexe

Proteine bestehen aus

Kohlen-, Wasser-,
Sauerstoff, Fetten,
Kohlenhydraten und
Stickstoff

\+

**12 nicht- essentielle
Aminosäuren
&
10 essentielle
Aminosäuren**

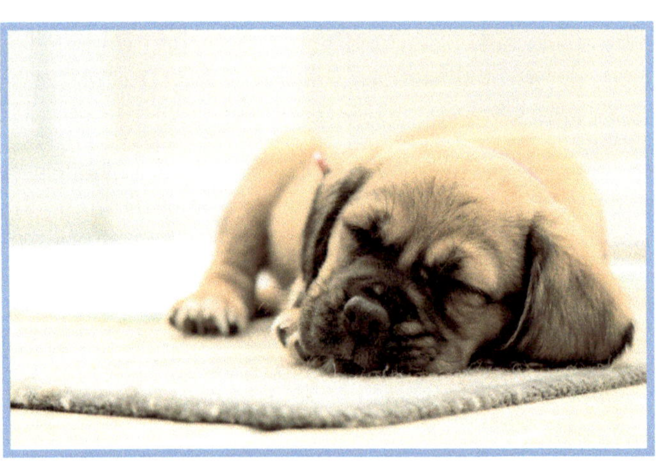

WOFÜR BENÖTIGT DER ORGANISMUS NUN GENAU PROTEINE? (AUFGABEN)

Proteine:

- sind Grundbestandteile der Muskelfasern

- sind Bestandteile von Haut, Krallen, Sehnen, Bändern, Knorpel und Federn, werden also auch hier für den Aufbau benötigt

- steuern diverse Stoffwechselprozesse, z.B. als Hormone (Insulin, Glukagon)

- fungieren als „Carrier" oder „Träger", die andere Substanzen gezielt adressieren

- regulieren den Säure-Basen-Haushalt

- verleihen dem Futter Geschmack

- sind die Bausubstanz für Antikörper

- unterliegen im Körper (später, ab adultem Alter) einem ständigen Metabolismus, d.h. es wird ständig auf und abgebaut

Schaut man sich mal diese Auflistung an und führt sich vor Augen, dass dies der ERSTE Aufbau von diversen Zellen und DNA-Strukturen für deinen Welpen ist und nicht nur die Balance des Metabolismus und der Homöostase (=physiologische Körperfunktionen im Gleichgewicht), sollte ergo die Qualität oberstes Gebot erhalten.

Hinzu kommt, dass gewisse Aminosäuren im Körper nicht gespeichert werden können und somit ständig neu über die Nahrung aufgenommen werden müssen. Nicht für den Aufbau oder die Energieleistung verwendete Proteine werden in Form von Glykogen (jedoch nur gering) in der Leber gespeichert.

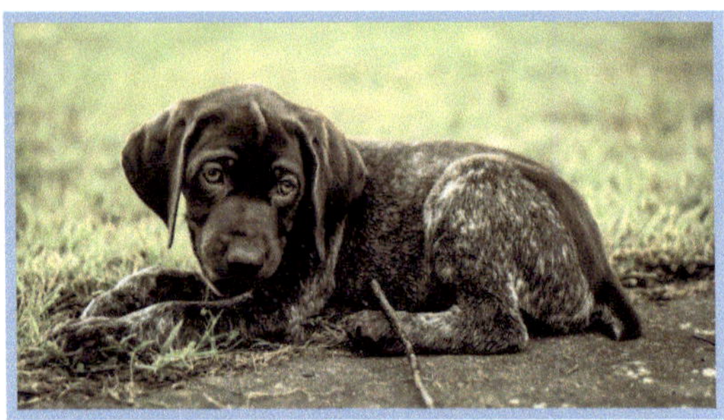

Die Verdauung von Proteinen beginnt im Magen.
Nachdem das Pepsin die Eiweiße zerlegt hat, kann es im Dünndarm von den Enzymen Trypsin und Chymotrypsin aus der Bauchspeicheldrüse weiter zerlegt werden. Im Bürstensaum werden weitere spaltende Prozesse in Gang gesetzt, damit die nun frei gelegten Aminosäuren die Darmwand passieren können. Das nennt man dann Resorption.

Fazit:

-Je hochwertiger ein Protein ist, desto komplexer und somit bedarfsdeckender ist es.

-Je hochwertiger ein Protein ist, desto verdaulicher ist es.

-Je verdaulicher ein Protein ist, desto weniger kommt unverdaut wieder raus, umso weniger muss gefüttert werden.

WELCHE PROTEINE SOLLTEST DU MEIDEN?

Generell gibt es hier keine einfache Kategorie zu benennen und ist im folgenden auch nur recht allgemein gesprochen.

Zu große Mengen belasten den kleinen Magen und können je nach Menge, Umstände und Rassedisposition, Magendrehungen begünstigen oder herbei führen.

Minderwertiges Protein (Bindegewebe) quillt zunächst im Magen auf. Wie bereits erwähnt wird es von der Elastase lediglich zu kleineren Strukturen zerlegt; dies dauert auch noch länger, weil es ja keine Vorverdauung im Magen gibt.

Hinzu kommt, dass der Dünndarm generell relativ kurz bei Hunden ist und somit die Strecke, in der das Bindegewebe dann resorbiert werden kann, nochmal geringer ist.

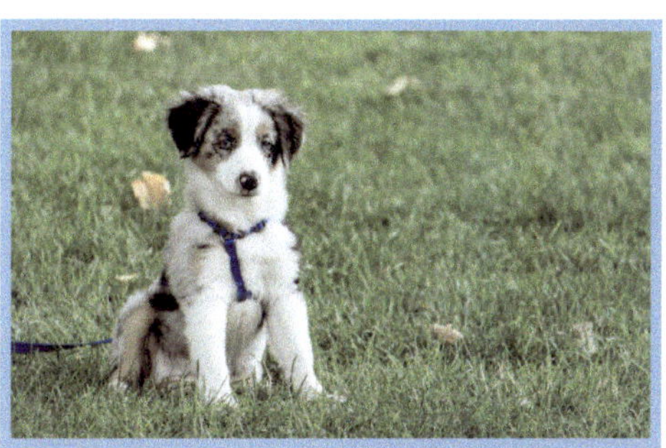

Nun besteht außerdem die Gefahr, dass diese einfachen Proteine (zerlegt oder unzerlegt) in den Dickdarm gelangen. Dieser kann die zerlegten Proteine zwar noch in einer gewissen Menge mit Hilfe seiner Bakterien verstoffwechseln, verursachen aber u.a. einen erhöhten Ammoniakanstieg.

Die unzerlegten Proteine verändern den pH-Wert, begünstigen Bakterienverschiebungen und schädigen die Darmschleimhaut.

Hier wird dann das darmassoziierte Immunsystem auf den Plan gerufen; was bedeutet, dass man nun u.U. den Grundstein für spätere Antigene legt und somit Nahrungs-Allergien begünstigt.

Hydrolisiertes Protein liest man immer häufiger. Zunächst einmal kann die Quelle hierfür von Muskelfleisch zu Schlachtabfällen wie Federn, Hufe, Haut etc. alles sein. Auch die Nennung von bspw. Geflügel ist da nicht besser.

Im Prinzip wird hier das Protein chemisch aufgespalten (ähnlich einer künstlichen Vorverdauung), sodass es vom Immunsystem als solches nicht mehr erkannt wird. Daher hat es seine Grundidee in sogenannten Allergiker-Futter.

In die Kategorie Qualität gehört es jedoch keineswegs eingeordnet.

Außerdem wird das Protein nun bitter, sodass dringend überdeckende Geschmacksstoffe nötig werden. Auch sind die Aminosäureketten schlicht kaputt und es kann erneut zu einem Mangel kommen.

Weiter folgen Reaktionen, die das Immunsystem in Alarm versetzen, weil (grob zusammengefasst) die Darmwand auch durchlässiger werden kann.

Ist der Rohstoff Fleisch unbehandelt und vollwertig -also keine tierischen Reste-Mischungen- benötigt es keinen chemischen Eingriff und Zusätze wie Methionin, Taurin, etc.

Hydrolisierte Innereien sind für einen gerade heranwachsende Hund völlig unnötig.

DIE FETTE (LIPIDE)

Auch die Fette lassen sich noch weiter unterteilen.

Lipide unterteilt man in
einfache und komplexe

und bestehen aus
gesättigt
ungesättigt
mehrfach ungesättigt

Die einfachen sind schlicht die bekannten Triglyceride, die aus drei Fettsäuren bestehen und am häufigsten in der Nahrung vorkommen.

Komplexe Lipide haben oft „Träger-Aufgaben", die die Fettsäuren im Blut transportieren.
Und dann gibt es noch die Sterinverbindungen -das sind abgeleitete Lipide- wie z.B. Cholesterin.

Im nächsten Schritt folgt eine weitere Unterteilung: gesättigt, ungesättigt und mehrfach ungesättigt.
Fette, die mit der Nahrung aufgenommen werden, bestehen immer aus allen drei Anteilen.

Tierische Fette und hochwertige Öle sind gute Lieferanten. Auf Trans-Fettsäuren sollte immer verzichtet werden (z.B. pflanzliche Öle, wenn sie „teilweise gehärtet" sind); sie können den Cholesterinspiegel erhöhen, haben Anteil an der Diabetes-Entstehung, schädigen

Arterienwände, verursachen Insulin-Resistenzen und einige weitere Schäden.

Die Fettverdauung beginnt im Maul durch die linguale Lipase und dann im Magen durch die gastrale Lipase. Lipide werden im Dünndarm von der konjugierten Gallensäure zerkleinert, damit diese besser an der Lipase aus der Bauchspeicheldrüse anhaften und zusammen mit dem Trypsin im Bürstensaum wieder mit anderen Bestandteilen -wie fettlösliche Vitamine- zu neuen Triglyceriden zusammengebaut und in das Interstitium (Zellzwischenraum) und den Lymphgängen weitergeleitet. werden.

Die Fettverdauung dauert länger, dafür ist aber der Energiestoffwechsel daraus wesentlich ergiebiger.

<u>Omega</u>
Essentielle Fettsäuren werden idealerweise von fettem Fleisch beliefert, um den Anteil an Omega-6 ab zudecken.

Das Verhältnis Omega 6:3 sollte in einem ausgewogenen Verhältnis liegen (4-5:1), denn auch

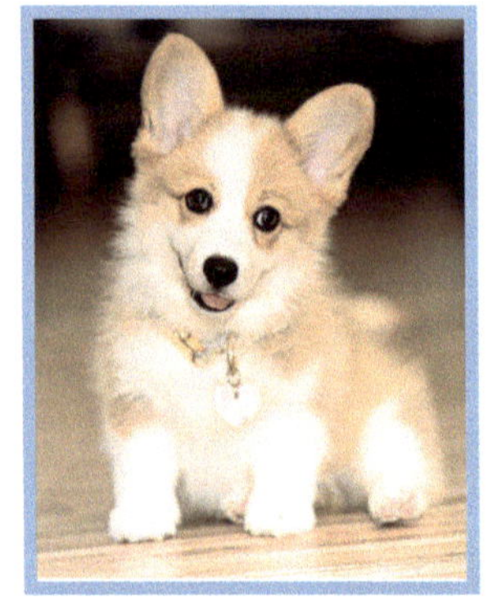

ein zuviel an Omega 3 z.B., kann zuviel Enzyme binden und dadurch andere Fettsäuren blockieren.
        Meistens jedoch entsteht ein Mangel an Omega-3; dies liegt vermutlich an Masttieren mit minderwertiger Nahrung, welche im Vergleich zu Wildtieren einen geringen Anteil aufweisen. Hier kann man auf ein Öl mit einem

hohen GLS-Gehalt (Gammalinolensäure) zurückgreifen, z.B.: Borretsch-, Nachtkerzen-, Hanf-Öl.

Die dauerhaften Zugaben von Ölen sind beim Welpen nicht generell und immerzu nötig, außer bei der Frischfütterung oder gezielt/ temporär unter fachkundiger Anleitung.
Zwischendurch sind sie aber meist eine sinnvolle Unterstützung.

Ein hochwertiges Fertigfutter beinhaltet in der Regel ein ausgewogenes Verhältnis und genügend Vitamin E. Dieses benötigt der Körper um die Öle mit Antioxidantien zu bedienen, da es sonst zu starkem oxidativen Zellstreß kommt.

Bisher haben alle meine Welpen und auch die meiner Kunden von mir Empfehlungen von Öl-Gaben erhalten. Gerade zu Zeiten, rund um Impftermine, Infektionszeiten (Herbst z.B.) oder wenn der Welpe wieder einen deutliche Wachstumsschub gemacht hat, sind sie durchaus hilfreich.
Für eine ausreichende Immunantwort trägt ein guter Fett(säure)-Anteil dazu bei, dass das Vitamin A aufgenommen und transportiert wird. Hintergründe hierzu findest du auch in dem Kapitel: Impfungen.

Die Menge der Öl-Zugaben reicht von alle zwei/drei Tage einen TL zu einen EL täglich über jede Mahlzeit, das ist nämlich gewichtsabhängig und sollte unbedingt an fachkundiger Stelle einmal erfragt werden. Denn ich kann kein gutes Mittelmaß nennen, wenn unsere Rassevielfalt von Chihuahua bis Bernhardiner reicht und damit auch die Gewichtsspanne. Auch die Fütterungsart ist unterschiedlich, daher kann ich keine allgemeine Empfehlung aussprechen, denn diese ist abhängig von Rasse, Alter und Futter.

WAS SIND DIE AUFGABEN DER LIPIDE?

Lipide:

- sind Haupt-Energielieferant

- sind Baustoff für Fettpolster, z.B. Ballen und Energiereserven

- bilden die Schutzschicht um die Nervenfasern

- unterstützen Nervenimpulse

- sind Teil der Zellmembran

- transportieren Nährstoffe und Stoffwechselprodukte

- sind wichtig für Stoffe, die lipophil gebunden werden

- gibt der Nahrung Struktur

- …Bildung von Steroidhormone (Östrogene, Gestagene u.m.), weil sie mit Hilfe von Cholesterin gebildet werden

- Gallensalze werden mit Hilfe von Cholesterin gebildet und sind ein wichtiger Baustein für die Fettverdauung und –aufnahme im Körper

- Schutzschicht der Haut, sie schützen vor Feuchtigkeitsverlust und Eindringen von körperfremden Substanzen

- Fettsäuren (hier v.a. Arachidonsäure) sind Vorstufen für entzündungsfördernde aber auch für entzündungshemmende Substanzen

- fettlösliche Vitamine („EDKA") werden nur im Körper aufgenommen, wenn gleichzeitig Fett zur Verfügung steht

- ist ein „Geschmacksträger

KOHLENHYDRATE

Kohlenhydrate gibt es als unverdauliche und verdauliche.

Die Verdaulichen sind die Saccharide und Varianten (Mono-, Di- und Polysaccharide), die ebenfalls durch Herkunft und Qualität im Futter zu unterscheiden sind.
Die Polysaccharide z.B. werden solange gespalten bis sie Monosaccharide sind. Dies dauert wesentlich länger und sie sind auch als langsame Kohlenhydrate bekannt. Sie lassen den Blutzuckerspiegel gemächlicher ansteigen, was eine Regulation mit den Hormonen aus der Bauchspeicheldrüse schonender darstellt.
Dennoch sind auch diese nur verwertbar, wenn sie vornehmlich durch Hitze aufgeschlossen sind und die nährreiche Frucht inne tragen.

Lange Zeit war das Getreide ein Füllstoff, ein Fett-Träger, eine zu Beginn günstige Möglichkeit Trockenfutter zu produzieren und haltbar zu machen, in Zeiten wo man sich wirtschaftlich erholen oder neu aufstellen musste.

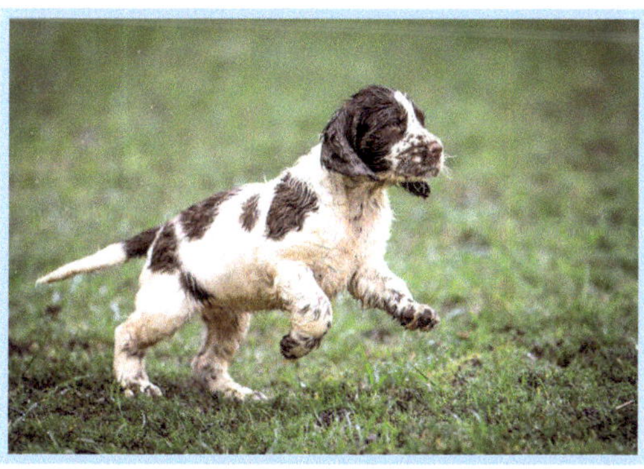

Getreide trägt tatsächlich auch für unsere Hunde, wertvolle Nährstoffe inne, jedoch die Schale lässt sich von den Enzymen nicht knacken. Hinzu kommen Pflanzenreste, wie Stängel, welke Blätter, etc. die noch weniger Nährstoffe beinhalten und das gibt dem Getreide also den schlechten Ruf. Ein von den Menschen selbst hergestellter Ruf also.

Gluten ist generell unverträglich; in einem geringen Maß und durch Hitze nochmal reduziert jedoch tolerierbar. Man sollte immer schauen, ob nicht gewisse Vorteile überwiegen.

Maiskörner sind eigentlich eine sehr gesunde Getreide - Frucht (eine Hackfrucht), welche in aufgeschlossener Form, nämlich wie natürliches Popcorn der Verdauung dienlich sein können.

Die Unverträglichkeiten haben meistens ihren Ursprung in der mangelnden Qualität und der hohen Menge, welches beides eine hohe Belastung bis hin zur Reizung des Darm- und Immunsystems führen kann/wird.

Übrigens gibt es gleichwertig hohe Allergie-Meldungen auf Rind und Huhn (die Ursachen sind ähnlich). Dies ist ebenso bekannt, ohne jedoch auf die Idee zu kommen, den Hund zunächst vegetarisch zu ernähren.

Vegetarische Fütterung ist nach aktuellen Kenntnisstand möglich, halte ich aber für erstmal unnötig, gerade für einen Hund im Wachstum.
Denn man sollte schon sehr genau den generellen und im speziellen den Bedarf seines Hundes kennen, um dann das Futter oder die Fütterung darauf hin zu prüfen.

Aus dem Blickwinkel der Nachhaltigkeit lässt sich ggfs. etwas an der Stellschraube Fleischmenge drehen, aber bitte niemals auf Qualität. Darüber hinaus ist Nachhaltigkeit weit mehr als der Verzicht auf Fleisch.

WAS SIND DIE AUFGABEN DER KOHLENHY-DRATE?

Kohlenhydrate mögen für Hunde nicht essentiell sein, haben aber dennoch wichtige metabolische Funktionen: Sie sind schnelle Energielieferanten, liefern dem Gehirn Energie, sind beteiligt an der Aminosäuren-Synthese, sind Baustoff für DNA, Heparin, Chondroitin...

Glykogen ist die Speicherform der Glukose im Körper und kann Schwankungen des Blutzuckerspiegels oder plötzliche Leistungsanforderungen kompensieren. Speicherort (wenn auch mit geringem Volumen) sind die Leber und die Muskulatur.

Das gespeicherte Glykogen reicht als Energielieferant nur für kurzzeitige Anforderungen aus, danach wird auf den Fettstoffwechsel „umgeschaltet".

Das zentrale Nervensystem ist ein großer Glukose-Abnehmer um seinen Energiebedarf zu decken, (auch zur Bildung roter Blutkörperchen.) Das Gehirn benötigt für seinen Energiestoffwechsel dringend Kohlenhydrate bzw. Glukose. Sinkt der Blutglukosespiegel (dauerhaft/ krankheitsbedingt), können wegen des Energiemangels, vom Gehirn aus Krämpfe ausgelöst werden.

Fazit:

Als vorrangig schnelle Energielieferanten werden Kohlenhydrate erst dann in der Leber zu Glykogen umgebaut, (und in der Leber und Muskulatur zwischengespeichert), wenn nicht zunächst eine direkte Verbrennung erfolgte.

MIKRONÄHRSTOFFE

Mikronährstoffe werden zwar in geringeren Mengen benötigt, sind aber deshalb nicht weniger wichtig um den Organismus zu versorgen.
Mineralstoffe unterteilen sich in Mengenelemente und Spurenelemente. Letzteres werden in geringer Dosierung benötigt, aber verzichten ist auch keine Option

Zur Übersicht:

<u>Spurenelemente</u>:
-Eisen (Blutfarbstoff)
-Zink (Enzyme, Haut, Fell)
-Kupfer (Enzyme, Eisentransport)
-Jod (Schilddrüse)
-Selen (Antioxidans)
-Mangan (Fortpflanzung, Knochen)

-…

<u>Mengenelemente</u>:
-Calcium (Knochen, Zähne, intrazell. Botenstoff)
-Phosphor (Knochen, Zähne, DNA, Zellmembran/-wachstum)
-Magnesium (Coenzym, Muskel, Zellmembran, Energie)
-Natrium (Elektrolyt , Säure-Basen-Haushalt, Muskel, Nährstofftransport)
-Kalium (Elektrolyt, Herz, Blutdruck, Säure-Basen-Haushalt)

Natürlich haben sie noch ein paar mehr Aufgaben und natürlich gibt es noch mehr Mineralien.

Im nächsten Schritt gebe ich eine Übersicht der Vitamine.

<u>fettlösliche Vitamine</u>
A : Sehvermögen, schützt das Epithelgewebe und
    fördert den Bau von Antikörpern!
D : ist wichtig für den Ca/P Austausch
E : natürliches Antioxidans
K : Blutgerinnung, Calciumstoffwechsel, Stärkung des
    Immunsystems

<u>Und die wasserlöslichen Vitamine</u>
C : kann der Hund (in geringem Maß) selbst synthetisie-
    ren; dennoch ist es ein starkes Antioxidans, unter-
    stützt den Cholesterinabbau, Kollagensynthese,
    stärkt Wundheilung, Stress, Entzündungen, Immun-
    funktion...
B-Komplex : (1,2,3,5,6, 12,13,15,17, Cholin, Folsäure,
    Biotin) Energiestoffwechsel, Gewebeneubildung

Vitamin B12 ist das einzige Vitamin, welches im Blut nachweisbar ist. Ein Mangel kann neurologische Reaktionen wie Krämpfe hervorrufen, oft wird daher bei idiopathischen Anfällen zunächst eine Vitamin B12 Gabe empfohlen. Dennoch würde ich auch diese vorrangig als ein gutes Komplex-Mittel geben.
Die Besonderheit beim Hund ist, dass 80% des notwendigen Intrinsic Factor aus der Bauchspeicheldrüse kommt. Dieser Intrinsic Factor ist notwendig für die Koppelung und Resorption dieses Vitamins. Bei Menschen kommt der Großteil aus den Zellen der Magenwand, beim Hund nur zu einem geringeren Anteil.

Und alles zusammen (Vitamine und Mineralien, und auch die Makronährstoffe) steht immer in Beziehung zu einander. Ob nun aktivierende oder regulierende Mineralien oder in Verbindung mit Vitaminen und diese dann noch mal zur weiteren Synthese.

DEKLARATION

Grob kann man damit beginnen, dass die im einzelnen mengenmäßig größte Zutat an erster Stelle steht. Idealerweise ist es eine tierische Proteinquelle, welche zum einen benannt ist, nicht zu „Mehl" verarbeitet wurde, keine Hydrolyse ist und auch keine übergeordnete Bezeichnung wie z.B. Geflügelprotein ist.

Denn wie ich bereits erklärte, stecken in Bindegewebe ebenfalls Eiweiße, jedoch in einer minderverdaulichen Qualität.

Manche Kohlenhydratquellen werden auch recht trickreich in mehrere Anteile aufgedröselt, die in Summe aber wieder eine größere Menge als die Proteinquelle darstellen.

Bsp: Trockenfutter: 30 % Geflügelfleisch, 20 % Kartoffeln, 10% Kartoffelflocken, 8 % Kartoffelstärke… . Hier ist in Summe die Stärke (=Kohlenhydrat) insgesamt höher als das Protein. Und dann geht es oft weiter mit diversen Gemüsesorten, welche auch zu der Kategorie Kohlenhydrate gehören.

Steht bei dem Protein nun noch frisches Geflügelfleisch dabei, bedeutet dies, dass um die tatsächliche Menge beurteilen zu können, man den Wasseranteil in Höhe von ca. 70% -der sich nun mal in Fleisch befindet- abzieht. Übrig bleiben 9% Fleischanteil und das ist definitiv zu wenig, auch für einen adulten Hund.

Natriumchlorid alias Salz gehört auch nicht hinzugefügt und lässt eher auf eine gezielte Geschmacksveränderung schließen, ebenso wie Melasse, Lignocellulose oder extra zugefügtes MOS. Letzteres mag ursprünglicher

Herkunft sein, aber eigentlich gehe ich davon aus, dass die gesunden Saccaride schon in den natürlichen Rohstoffen vorhanden sind und als Darmpflege fungieren.
Die Frage nach dem "Warum nun noch zusätzlich hinein gegeben", ziehen für mich Zweifel an den Rohstoffen nach sich.

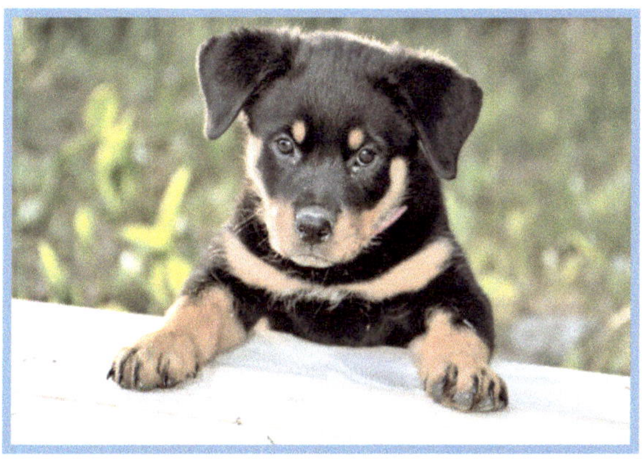

Apropos Zusätze: oft wird gemeint man täte dem Welpen was gutes wenn extra Calcium hinzugegeben wird. Dazu gehe ich nachher nochmal näher ein. Vorweg möchte ich aber mal den Begriff Dicalciumphosphat näher beleuchten, denn dieser findet sich schon mal auf Trockenfutter-Säcken wieder.
Dieser ist gleichbedeutend mit Calciumhydrogenphosphat, ein Säureregulator mit der Nummer E 341 der in der Lebensmittelindustrie z.B. zur Eindickung, Haltbarkeit und für eine cremige Konsistenz eingesetzt wird. Mag sein dass er Calcium und Phosphor liefert, aber ich frage mich weshalb das als Zusatzstoff sein muss?

Ich empfehle auf qualitativ hochwertige Rohstoffe und Verarbeitung zu achten, dann dürfte ein solcher Zusatzstoff nicht nötig sein.

Natürlich kann man auch mit „natürlichen" Rohstoffen gewisse Mängel oder sogar Bitterstoffe kompensieren. So wird manches mal mit Rote Beete (und vor allem der Saft daraus) die Farbe und Konsistenz des Kotes dahingehend beeinflusst, dass er dunkel und fest ist.

Es gibt noch einige Tricks mehr, die der normale Verbraucher so nicht kennt und erkennt, daher empfehle ich, sich hierfür fachkundigen Rat bei einem/einer Tier-Ernährungsberater/in oder einem/einer Tierheilpraktiker/in deines Vertrauens einzuholen.

Fazit:

Es ist schwer für den Laien bzw. den „normalen"

Hundeführer sich im Futterdschungel zurecht zu finden

und genauso ist es schwer für den Fachmann/ -frau eine

einheitliche Empfehlung abzugeben.

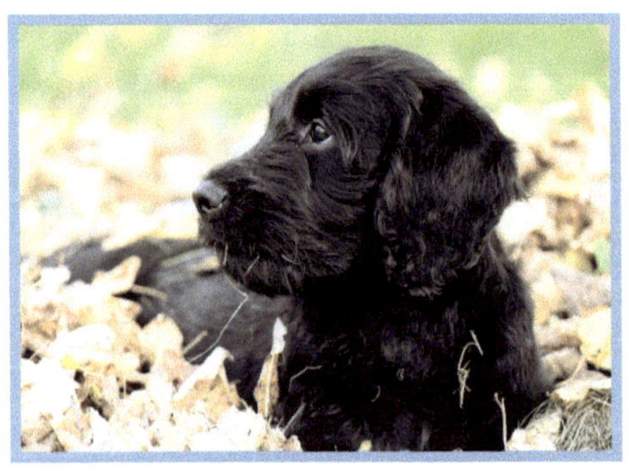

WAS SAGT MIR DIE WEENDER ANA-LYSE?

Die Weender Analyse-Werte sind auf jeder Futterverpackung nachzulesen als Rohprotein, Rohfett, Rohfaser und Rohasche.

Proteine befinden sich ebenfalls in Pflanzen, was bedeutet, dass diese Rohprotein Angabe sich lediglich auf die Gesamtmenge der Proteine bezieht, nicht aber auf ihren Ursprung (zur Erinnerung, pflanzliche Proteine beinhalten nicht die essentielle Komplexität wie tierische Proteine) oder Qualität.

Junghunde sollten 10 – 20% Fett erhalten (in der Rohfütterung), bei Fertigfutter liegt es grob zwischen 6-8% bei Naßfutter und 10-16% bei Trockenfutter
Beim Fleisch liegt der Gehalt bei ca. 70% (in der Rohfütterung), bei Fertigfutter liegt es bei ca. 60- 70% im Naßfutter und 25- max 30% im Trockenfutter
Das sind wirklich nur grobe Werte, die einem auch nur dann helfen wenn man sich zuvor die einzelnen Zutaten angeschaut hat und auch einen Blick auf die ernährungsphysiologischen Zusätze geworfen hat.

Auch die Angaben von Rohasche (< 7% in der Trockensubstanz) und Rohfaser (<4% in der Trockensubstanz) sind nur grobe Anhaltspunkte.
Allgemein kann man sagen, dass zu hohe Anteile die Verdaulichkeit herabsenken.

Im Prinzip dienen diese Werte eher einer Fachperson, welche Energie-, Protein- und Kohlenhydratgehalt ausrechnen möchte.

GETREIDE JA ODER NEIN?

Der Hund ist ein Omni-Carnivore. Mancher würde auch Carni- Omnivore sagen, darüber möchte ich aber hier nicht „streiten".

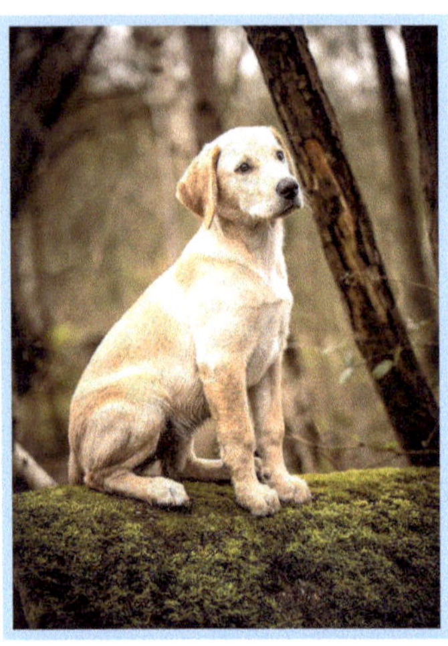

Das bedeutet, dass er kein reiner Fleischfresser ist, eher ein Allesfresser mit einem höheren Bedarf an Fleisch.
Der Hund sollte also keinesfalls gefüttert werden, wie sich bekanntermaßen der Urahne Wolf ernährt, das hat die Domestikation schlicht so mit sich gebracht.

Die Kohlenhydrate haben ja bereits ein eigenes Kapitel bekommen, dennoch kommt an dieser Stelle nochmal ein paar Worte zum Getreide.

Getreide ist laut Definition jede einjährige, landwirtschaftliche Pflanzenart die zu der Kategorie der Süßgräser gehören und einmalige Früchte tragen. Dazu gehören Weizen, Hafer, Roggen, Mais und einiges mehr.

Ja auch Mais und auch die Benennung, dass dieser eine Hackfrucht darstellt ist korrekt.
Darunter lässt sich weiter der landwirtschaftliche Anbau definieren. Diese benötigen für einen guten Ertrag einen immer wieder lockeren, „aufgehackten" Boden; Daher der Begriff.

Das Maiskorn ist reichhaltig an Stärke, Fetten und Nährstoffen und somit in aufgeschlossener Form durchaus
als wertig zu bezeichnen.
Ebenfalls bringt es ein Enzym mit, welches (mit Hilfe der
Aminosäure Tyrosin) die Produktion einiger Katecholami-
ne (Adrenalin, Noradrenalin, Dopamin) verlangsamt.

Reis gehört ebenfalls zum Getreide, ist jedoch von Natur
aus glutenfrei.
        Dieses Gluten -auch bekannt unter Klebereiweiß
oder Weizeneiweiß- ist unter Umständen sehr belastend.

Was meine ich mit unter Umständen? Damit meine ich
die Erntereste mit wenig Frucht, nicht aufgeschlossen,
womöglich noch mit Pestiziden behandelt oder sogar
angeschimmelt und in zu großen Mengen. Dies stellt jeden Darm auf die Belastungsprobe; und einen unfertigen
erst recht.

Viele Jahre war es ein großer Bestandteil im Fertigfutter.
Entstammt der Hype um das Trockenfutter auch aus der
Nachkriegszeit, als man „einfach nichts hatte", so war
diese zu großen Bestandteilen mit diese Art Rohstoff
versehen, da es auch ein geeigneter Träger- bzw. Bin-
destoff ist.
        Mittlerweile haben wir einen anderen Blick auf
unsere Nahrung und Rohstoffe. Die Prioritäten liegen bei
unbehandelt, regional, nachhaltig bis hin zu BIO. Einer
der Gründe weshalb die BARF Fütterung einen großen
Anklang fand und findet ist, weil dies eine lange Zeit die
bekannte Fütterungs-Variante ohne belastende Bestandteile in belastend hohen Mengen war. Mittlerweile zeigt
der Wandel und das Interesse an besserer Fertignahrung
Früchte und einige meist kleinere Unternehmen bedienen diesen Wunsch.

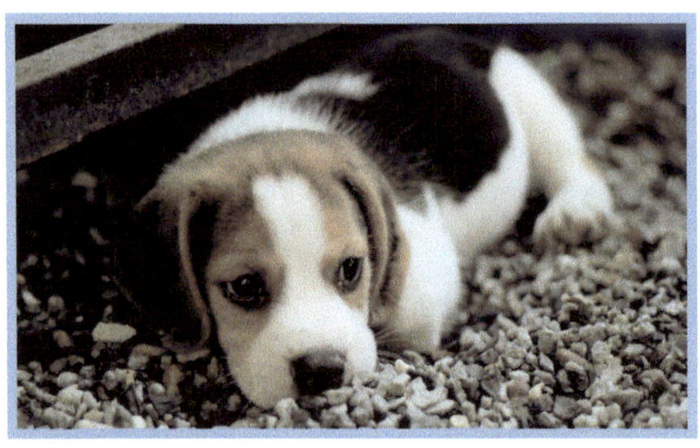

Alle stärkehaltigen Nahrungsbestandteile (Mais, Reis, Kartoffel, Rübe…) werden von der Alpha-Amylase zerlegt. Dies wird nachweislich und im Vergleich zum Wolf in höheren Mengen von der Bauchspeicheldrüse produziert.

Geringe Mengen von Amylase sind beim Hund sogar im Speichel meßbar, was mindestens ein Marker der Domestikation und der Veränderung allgemein ist.

In der Rohfütterung (auch wenn sie eher selten ist bei Welpen) werden ebenfalls Futterpläne entwickelt, bei dem eine Mahlzeit (von vier) am Tag aus einem sogenannten Welpenbrei besteht. Dieser beinhaltet häufig und bewusst Milchprodukte und Getreide (Dinkel, Hafer…) plus Slippery Elm Rindenpulver, Öl …

Auch Haferflocken finden nicht nur im Welpenbrei, sondern auch zwischendurch eine gute Annahme. Als Brei sind sie schleimbildend und legen sich wohltuend auf Speiseröhre und Magenschleimhaut und es gehört zu den tryptophanreichen Lebensmittel. Tryptophan ist eine Aminosäure die -wenn sie die Darm-Hirn-Schranke überwindet- die Ausschüttung von Serotonin (= das Glückshormon) fördert.

In geringen Mengen und hoher Qualität sind folgende Getreide möglich: (blau = glutenfrei, orange = ist ein Pseudogetreide)

Amaranth, Quinoa, Hirse, Dinkel werden gerne gewählt
Gerste, Hafer, Polenta, Roggen sind gute Alternativen
Buchweizen, Reis, Mais sind möglich, aber intensiver in der Zubereitung

Kartoffel und Sesam sind keine Getreidearten, beinhalten aber einen gleichwertig bis ähnlich hohen Kohlenhydrat-anteil.

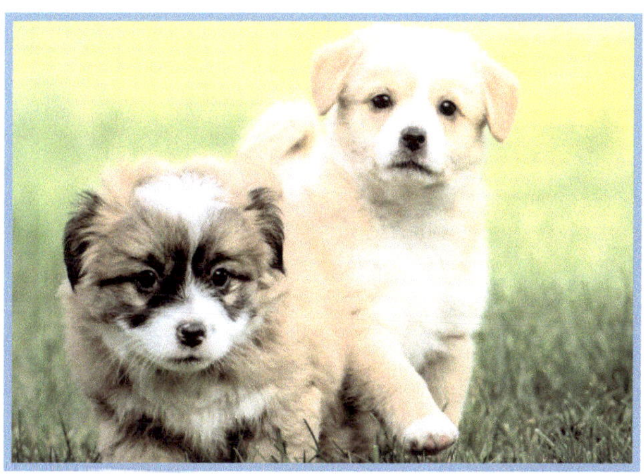

Einem Welpen und Junghund würde ich die Hirsegattung Sorghumhirse eher nicht geben. Diese ist auch oft als Milo deklariert, hier ist dann das Korn der Hirse gemeint. Nichtsdestotrotz gehört sie zu den sogenannten Zucker-hirse-Sorten und bringt einen hohen Zuckergehalt mit; und auch wenn er sie natürlich mag, würde ich genau aus diesem Grund eher andere Sorten wählen.

DIE ORALE TOLERANZ – WAS IST DAS EIGENTLICH?

Orale Toleranz bedeutet, dass das Immunsystem im Darm des Welpen, durch die Aufnahme fester Nahrung beginnt, Nährstoffe kennen zu lernen und für den Körper als wertvoll oder „Gegner" zu markieren.

Das Immunsystem lernt (möglichst nach und nach) verschiedene Futterbestandteile kennen und kann sie als „nicht gefährlich" einordnen. Diese Einordnung sorgt dafür, dass keine Futtermittelallergien entstehen.
Umso wichtiger ist, z.B. die Proteine hochwertig auszuwählen, damit sie ordentlich zerlegt werden und dies vom Immunsystem so registriert werden kann.

In den letzten 50 Jahren hat die Anzahl der Futtermittelallergien massiv zugenommen. Das liegt zum einen sicher an nicht artgerechtem oder belastendem Futter, zusammen mit einer massiven Bedrängung des Hundes immer neue (Protein-)Quellen fressen zu müssen.

Nur weil bei uns Rind, Geflügel, Pferd etc. verbreitet ist, ist es ja nicht gleich minderwertig. Dennoch rate ich dazu, ein paar (bitte nicht allzu seltene/exotische) Proteinquellen ungenutzt zu lassen, für den Bedarfsfall (z.B. Ausschlussdiät).

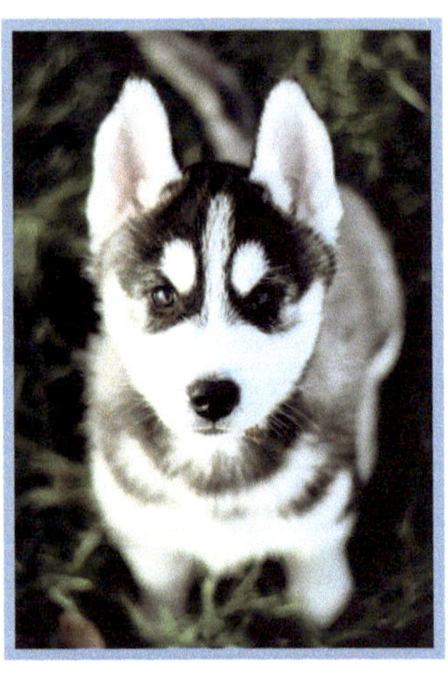

IMPFUNG UND ENTWURMUNG

An dieser Stelle werde ich keine Empfehlung darüber abgeben, welche Impfung nötig ist oder nicht. Dies solltest Du mit deinem/deiner Tierarzt/-ärztin deines Vertrauens besprechen und oder dich bei der StIKo Vet informieren.

Je nach Wohnort, Urlaubsorte und Einsatz der Hunde kann das zum einen individuell sein und zum anderen unterliegt man auch nicht nur den Impfempfehlungen, sondern auch Bestimmungen darüber, welchen Schutz der Hund hat.
Zum Beispiel bei Tagesstätten, Einreise in diverse Länder, Einsatzgebiete in sogenannte „Gefahrengebiete" etc.

Auch die Entwurmung kann einer Notwendigkeit, der Einreise in ein Land, dem Einsatzgebiet (z.B. in Schulen) oder einer Zucht- oder vertraglichen Bestimmung unterliegen.

Generell sollten Impfungen immer auf ihre Notwendigkeit und Abstand geprüft werden.

Solltest du bei Entwurmungen keiner Auflage unterliegen, empfehle ich, zunächst eine Kotprobe untersuchen zu lassen, da es eine prophylaktische Wirkung, so wie wir sie uns vielleicht wünschen schlicht nicht gibt.

Bei Impfungen, wirst du vermutlich vorher von deinem/deiner Tierarzt/-ärztin gefragt werden, ob es dem Hund gut geht. Das ist gewiss keine Höflichkeitsfrage; denn sollte dein Hund einige Tage zuvor noch einen Infekt gehabt haben, Durchfall/Erbrechen oder ist dir vielleicht eine Wunde aufgefallen, die eher länger gebraucht hat um zu verheilen oder Hautläsionen, dann ist das ein Indikator für ein aktiviertes Immungeschehen und eine Verschiebung des Impftermins ist anzuraten.

Weiter kann man an dieser Stelle ernährungstechnisch dem Hund etwas unter die Arme greifen, indem man Vitamin A-reiches Gemüse gibt. Karotte, Brokkoli oder einen kleinen Klecks hochwertiges Tomatenmark, sind Beispiele die als gängige Lebensmittel bei uns im Kühlschrank zu finden sind. Bei der Menge bitte klein dosieren oder bei Tierarzt/-ärztin bzw. Tier-Ernährungsberater/in nachfragen.

Retinol (Vitamin A) ist ein fettlösliches Vitamin und das aktivste, mit der stärksten Immunantwort, denn es ist u.a. für den Bau der Antikörper zuständig. Hierfür wird aber auch Fett in der Nahrung benötigt und es kann tatsächlich überdosiert werden, denn ein Überfluss kann nicht einfach ausgeschieden werden.

Achte also genau auf das Befinden deines Welpen und lieber eine Info zuviel als zu wenig dem/der Tierarzt/-ärztin mitteilen.

Wichtig: Anschließend Darm-Pflege betreiben! Denn auch jede Impfung und Tablette belastet den Darm, der ja noch angelernt wird!

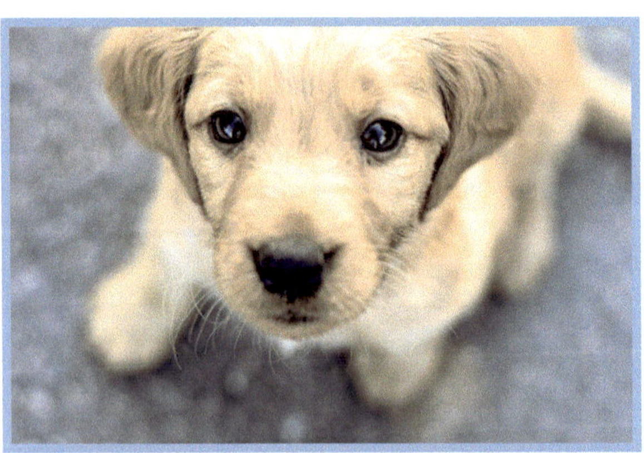

ORTSWECHSEL/EINGEWÖHNUNG

Infolge des mit dem Einzug verbundenen Ortswechsels muss sich der Welpe auch an ein neues Keimmilieu gewöhnen. Dieser Ortswechsel sollte daher nicht auch noch mit einem Futterwechsel zusammenfallen. In den ersten Tagen fressen viele Welpen erstmal generell weniger, das ist nicht weiter untypisch.

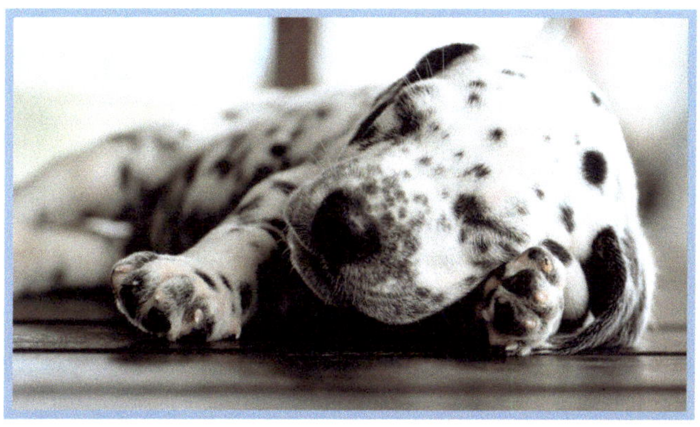

Der Umzug in sein neues Heim, ähnelt zunächst einer Art Kultur-Schock. Alles riecht anders, sieht anders aus, klingt anders UND Mama ist nicht mehr da. Das ist wirklich Stress, der sich auch auf die Darmgesundheit schlägt. Die ersten Tage dürfen daher von Inappetenz und weicherem Stuhl begleitet werden. Das bereits genannte neue Keimmillieu in deinem Haus und der Umzug bedeutet also Stress für Nerven und Darm.

Um also dieser Belastung für Darm und Immunsystem entgegen zu wirken kann/wird eine erste Darmpflege-Maßnahme durchaus helfen.

Manche glauben sich an einer Futterkurve orientieren zu müssen. Soviel sei gesagt, die Futterkurve ähnelt der Wachstumskurve.

Ein Welpe mit 8 Wochen wird je nach Wachstum mit kleinschrittig steigenden Futtermengen ausreichend versorgt. Diese Kurve (die durchaus ihre Berechtigung zur Kontrolle hat) ist in den ersten Monaten recht steil und flacht ungefähr ab dem 6. Monat ab.

Die beginnende Futtermenge ist maßgeblich von der Rasse abhängig, deshalb werde ich an dieser Stelle keine Mengen angeben, auch nicht beispielhaft.

Der Welpe sollte auch nicht moppelig oder ad libitum gefüttert werden, denn der kleine Magen schafft große Mengen nicht und zuviel Fett auf den Rippen stellt einfach eine Belastung für den gesamten Organismus dar. Bedenke auch, dass Wachstumsschübe deinen Hund zwischendurch regelrecht mager wirken lassen können, dass wächst aber in der Regel bei.

Zu Beginn empfehle ich viermal am Tag zu füttern, ab ca. dem sechsten Monat auf drei Mahlzeiten umzusteigen und mit einem Jahr gerne auf zwei Mahlzeiten reduzieren. Das sind natürliche grobe Richtwerte und bedenke, dass Gegebenheiten wie z.B. temporäre oder länger anhaltende Erkrankungen einen anderen Fütterungsrhythmus notwendig machen können.

Fazit:

Zur Gesunderhaltung deines Welpen gehört also eine regelmäßige Darmpflege bzw. Darm-Kur -gerade im ersten Jahr- genauso dazu, wie Schutzimpfung, Hundeschule usw.!

SINNVOLLE ABWECHSLUNG IM FUT-
TER?

Ganz allgemein darf man seinen Welpen oder Junghund immer wieder mal neue Futterkomponenten zum kennenlernen dazu geben. Es kommt natürlich darauf an, wie gefüttert wird, denn bei Fertigfutter muss man schon drauf achten, was ist „wirklich" drin.

Sehr oft kommt es in minderwertigen Futtermittel vor, dass Proteinquellen nicht aufgezählt werden, oder in geringen Teilen drin sind, es aber vorne nicht abgebildet/ benannt ist.

Eine Proteinquelle reicht zunächst und auch die weiteren Bestandteile sollten nicht zu vielfältig und von guter aufgeschlossener Qualität sein. Zuviel Komponenten, zu schnelle Wechsel, belastende Bestandteile oder das „Weiterfüttern" bei Reizungen des Darmtraktes, geben negative Signale an das Immunsystem und diese Bestandteile (oder einige davon) werden dann nicht mehr toleriert und als Bedrohung gekennzeichnet.

Dies ist der erste Schritt zu Unverträglichkeiten bis hin zu Allergien. Also immer mit Bedacht und Qualität. Einige Proteinquellen, die auch nicht zu exotisch (in der Beschaffung) sind, sollte man sich immer aufsparen, um bei Bedarf dem Immunsystem bzw. dem Magen-Darm-Trakt etwas präsentieren zu können, mit dem er noch keine schlechte Erfahrung gemacht hat.

WAS IST SCHONKOST? WAS IST DURCHFALL?

Beginnend mit dem Durchfall gibt es bei Welpen keine verbindliche Faustregel. Bei einem adulten Hund definiert man Durchfall bei vermehrten mehrmals täglichen (>5-6mal) Kotabsatz, von weicher bis ungeformter Konsistenz.

Ein Welpe bekommt tendenziell schneller mal Durchfall bzw. weichen Stuhlgang als ein erwachsener Hund.
Beginnend mit der Umstellung und dass der Darmtrakt noch „ungeschult" ist, darf man sich vor Augen halten, dass alles irgendwie verarbeitet werden muss.

Nicht nur verdauungstechnische, sondern auch neue Eindrücke und Stress, Vieren, Bakterien werden vom Darm mit verarbeitet.

Hat dein Welpe wirklich Durchfall würde ich auch hier mal ein (bis max. zwei) Mahlzeiten aussetzen (davon ausgehend es sind vier Mahlzeiten am Tag) und etwas schonenderes zubereiten. Ganz wichtig ist es den Welpen stattdessen frisches Wasser immer wieder anzubieten.

Ist der Darm in Aufruhr, also eher ohne Erbrechen, Würgen, Schmatzen etc. dann bitte das normale Futter zunächst pausieren und Moro-Suppe (siehe Rezepte) kochen. Als nächstes dann gerne etwas Hüttenkäse dazu oder Magerquark. Ein geriebener kleiner Apfel darf ebenfalls im Anschluß angeboten werden oder in die Moro-Suppe mit einrühren. Kartoffelbrei -natürlich mit Wasser gekocht- ist noch eine abschließende Möglichkeit.
Zeitgleich ist es natürlich ratsam Rücksprache mit dem / der Tierarzt/-ärztin zu halten. Welpen können schneller

dehydrieren und auch der Elektrolythaushalt hält nicht so lange stand wie bei gesunden erwachsenen Hunden.

Unter keinen Umständen würde ich das Futter einfach weiter füttern mit dem Gedanken „der Welpe muss doch was fressen". Eine Mahlzeit weniger bringt ihn nicht um.

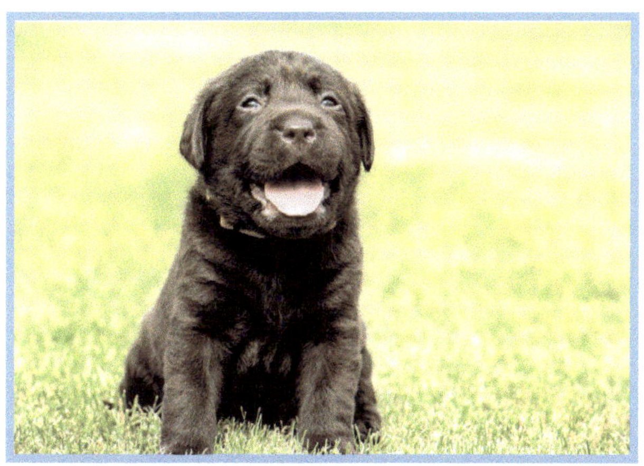

Lieber ein bisschen Ruhe einkehren lassen, beobachten wie der Allgemeinzustand ist und die Schonkost für gute drei (und mehr) Tage füttern. Ist der Darm z.B. wegen Bakterien in Aufruhr, oder die Darmschleimhaut sogar gereizt bis entzündet, fehlt schlicht die Resorbtionsleistung.

Das bedeutet die bisherigen Bestandteile kommen schlecht bis gar nicht zerlegt zum Immunsystem und werden hier zunächst negativ erfasst. Nun wird sie nicht sofort eine Allergie definieren, dennoch legst du so den Grundstein.

Und nach zwei Jahren wirst du dich zwar nicht mehr erinnern, jedoch wenn die Parameter ähnlich sind und das

Immunsystem dies erkennt, wird es reagieren. Im ungünstigsten Fall entwickelt sich dann die Allergie.

Das ist nun sehr vereinfacht dargestellt, aber weil es ein zwar wichtiges, jedoch umfangreiches Thema ist, hoffe ich es grob erklärt zu haben.

Bei Erbrechen gelten ähnliche Regeln, aber die Gründe können andere sein. Ein Fremdkörper, etwas reizendes (manche Blätter, haben feine brennende Härchen z.B), zuviel gefressen, ein leerer Magen und und und.

Die Schonkost kann an dieser Stelle genauso gefüttert werden, aber wenn man sich sicher ist dass der Darm nicht betroffen ist, darf die Schonkost auch aus Reis-Congee (siehe Rezepte) und gekochten Hühnchenfleisch bestehen.

Die Stärke aus Kartoffelbrei kann sich beruhigend auf eine gereizte Speiseröhre und Magen-Schleimhaut legen.

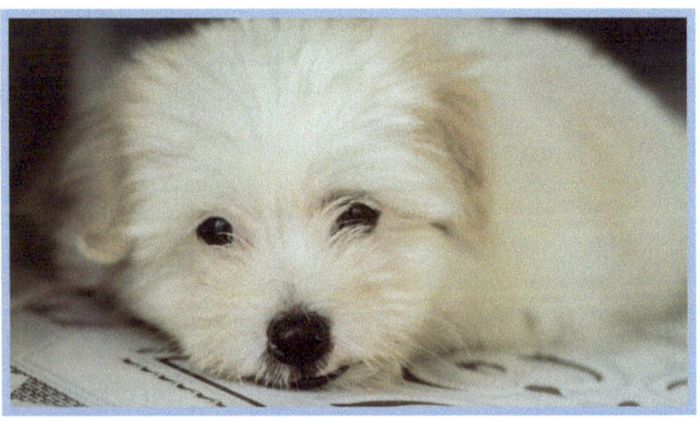

REZEPTE

Moro´- Suppe

500g Bio-Möhren, geschält/gewaschen mit
1 Liter Wasser aufkochen und weitere
1,5 (- 2h) köcheln lassen
Wasser abschütten (gerne auch abfangen), gekochte Möhren pürieren und anschließend wieder grob auf die Menge 1 Liter auffüllen und einen gestrichenen TL Salz (Meersalz, unjodiert) dazu.

Diese Garzeit ist notwendig um die Oligosaccharide zu lösen, die sich später auf entsprechende Darmzotten und Rezeptoren legen um den Durchfall zu stoppen.

Reis-Congee

(Vollkorn) Bio- Rundkornreis gut waschen,
das Wasser abgießen
(dieser besitzt mehr Schleimstoffe)

1 Teil Reis mit mind. 10 Teilen Wasser
aufkochen
danach wieder runter schalten
und mind. 3h unter dem Siedepunkt köcheln lassen
evtl. am Ende etwas salzen

WAS DEN WELPEN-DARM SONST NOCH ÄRGERT

Gerade bei Welpen sollte man bei Verdacht auf Würmer, sich diese durch ein Kotprobe auch bestätigen lassen.

Auch jedes Medikament -sei es noch so notwendig-, jede Impfung, jeder Infekt, jede Entwurmung bedarf einer anschließenden Darmpflege/Darm-Kur.

Das ist wichtig, weil der Darm mit seiner ganzen Leistung, seinen Zellen, seinen Bakterien usw. noch gar nicht fertig ist und deshalb im Idealfall immer ein Darmaufbau folgt. Das kann auf unterschiedliche Weise erfolgen, ich würde es jedoch mit natürlichen Mitteln (Kräuter, Phytostoffe, ..) empfehlen.

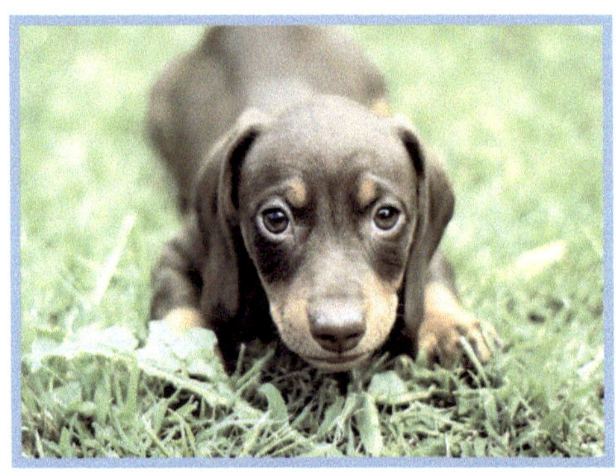

Auch hier gibt es sicher auch gute Kombi-Produkte ohne dass Du mit gefühlt zehn verschiedene Kräuterchen am Napf hantieren musst. Den passenden Rat erhälst du sicher von einem/einer vertrauensvollen Tier-Ernährungsberater/in oder Tierheilprakter/in.

ZAHNGESUNDHEIT (KAUARTIKEL)

Ein wichtiges Thema, weil sich schlechte Zahngesund-
heit einfach häuft. Hinzu kommt, dass das Angebot an
Kau-Angeboten bis hin zu Dental-Drops und Spray immer größer wird.

Ich beginne dennoch mit dem grundlegenden „Basics“.
Der Hund ist ein Schlingfresser; und natürlich gibt es
immer Exemplare die scheinbar (genüßlich) kauen, dies
ändert aber nichts an der Tatsache, dass das Gebiss des
Hundes nicht für den Kau- oder Mahlprozeß, wie wir ihn
kennen, geschaffen ist.

Auch sind daher Behauptungen, wie „…Trockenfutter
unterstützt die Zahnpflege, weil es durch das zerkauen
der Kroketten zu einem Abrieb kommt…“ nicht haltbar.

WAS IST ZAHNSTEIN ALSO?

Zahnstein ist eine verhärtete Ablagerung bestehend aus
Kalksalzen, Futterresten, Schleimhautzellen, Bakterien,
und Pilzen.
      Es entsteht, wenn Beläge nicht kontinuierlich
abgeschluckt, oder manuell durch kauen oder putzen
abgefördert werden.

Das können übliche Bakterienansammlungen sein, aber
auch zuviel Bakterien, zuckerhaltige Moleküle aus z.B.
einem zu hohen kohlenhydratreichem Futter oder es gibt
anatomisch ungünstige Vorraussetzungen, die alle dazu

führen das nach 1-2 Tagen sich Mineralsalze (genauer Calziumphosphate) ansammeln und eine raue Oberfläche hinterlassen.

Dieser raue Belag begünstigt wiederum die Haftung erneuter Stoffe (Bakterien, Futterreste, etc. wie bereits genannt) und der Belag wird dicker bis er einen Härtegrad annimmt, der ihn zu Zahnstein definiert. Dieser schiebt sich im Laufe seines weiteren Entstehen den kompletten Zahn entlang, also auch unter das Zahnfleisch. Diese Bakterien rufen Entzündungen hervor, die sich nicht nur im Zahnfleisch bemerkbar machen sondern auch über die Blutbahn sich im Organismus ausbreiten können.
Zahnpflege ist also unumgänglich, denn wenn ich meinen Welpen zeitig daran gewöhne, dass ich sein Maul untersuche, dann gibt es durchaus weitere Situationen wo einem das von Vorteil ist, dass der Hund genug Vertrauen und Ruhe hat, wenn der Besitzer sein Maul untersucht.

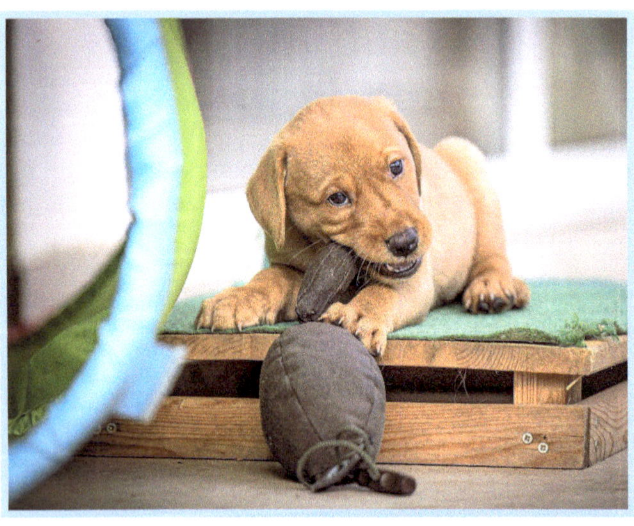

Welpen und Junghunde bitte nichts hartes zu Kauen geben, man kann ruhig schauen ob eine Kerbe mit dem Fingernagel in das Objekt eingeritzt werden kann.
Das kann schon mal ein Anhaltspunkt sein. Tragende Knochen sollten auch nicht gegeben werden, auch nicht im adulten Alter und Geweihe sind immer zu hart.
Rippen von kleineren Wiederkäuern sind noch eine Möglichkeit, **aber vor dem Zahnwechsel brauchen sie eigentlich gar keine Knochen.**

NIEMALS gekochte Knochen geben, von keinem Tier, denn der Kochvorgang löst die Elastase aus dem Knochen und lässt somit jeden Knochen splittern.

Wenn sich dein Welpe mal ein Stöckchen klaut oder ein Stück Rinde und das für kurze Zeit bearbeitet ohne zuviel zu fressen, ist das ausreichend.
Gewisse Wurzeln oder Hölzer die es zu kaufen gibt, empfehle ich ebenfalls etwas kritisch zu betrachten und auf genannte Merkmale zu prüfen und bei jungen Hunden eher zu verzichten.

Während der Zahnung hilft mal ein gekühlter hochwertiger Gummi-Kauartikel, aber auch hier bitte ich ein großes Augenmerk auf die Qualität zu werfen.
Bitte auf Produktion, Herkunft und Material achten, denn ähnlich wie wir es bei Babys tun, sollten wir auch bei unseren Welpen darauf achten, dass keine Weichmacher oder Schadstoffe verarbeitet wurden, die sich nämlich durch Speichel, Wärme etc. lösen und ebenfalls in den Organismus gelangen können.

Naturprodukte sind bei Unsicherheit eine bessere Wahl. Aber auch hier darauf schauen, welches Holz deine Welpe dort gerade zerkaut. Es gibt viele Sträucher (auch in unseren Gärten) die Giftstoffe enthalten, wie z.B. Rhododendron, Forsythie … .

Hatte sich mein Welpe einen (frischen) Ast von einem meiner Obstbäume oder vom unserem Haselstrauch geklaut, habe ich ihm diesen ruhig für eine kleine Weile gelassen, aber unter Beobachtung.

Später -wenn der Zahnwechsel fast durch ist- gibt es bei mir aber auch mal ein Stück Dörrfleisch oder Kaninchenohr. Aber auch hier kann man nicht alle Kauartikel gleichsetzen. Ein wichtiges Merkmal ist der Geruch und das Aussehen. Ein zweifelhafter Maker ist, wenn es gar nicht riecht; dann gehe ich davon aus, dass alles tierische schon chemisch durch Bleiche oder ähnliches eliminiert wurde. Generell darfst du dich auf deine Nase verlassen

      Auch sehr helle, farblich gleichmäßige Kauartikel oder in „Form gebrachte" empfehle ich zunächst zu meiden oder kritisch zubrachten. Wenn du Fleisch oder Haut schon mal getrocknet hast, dann wirst du merken, dass du einen wunderschönen Knoten oder Rolle formen kannst, diese nach dem Trocknungs- oder Dörrprozess keineswegs mehr deine gewählte Ausgangsform hat.

NO-GO

-harte und/oder tragende Knochen (Fingernagel- Test?)

-gekochte Knochen (jeglicher Tierart)

-Geweihe

-Gummiartikel minderer Qualität

-splitterndes Holz oder giftiges Holz

(gekauft oder aus der Natur, immer kontrollieren)

-harte „Wurzelklötze"

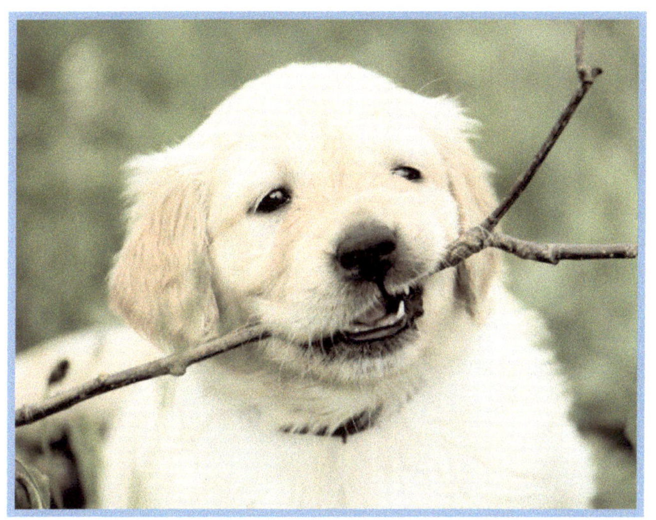

ZÄHNEPUTZEN

Es gibt die Möglichkeit mit einem Fingerling manuell über die Zähne zu gehen. Später tut es auch eine gute Bio-Kinderzahnbürste.
Bei der Wahl einer Zahnpasta für Hunde ist es schwierig eine Empfehlung zu geben. Ich persönlich mische meine selbst auf Basis von BIO-Kokosöl oder -Flocken.
Fertige Zahnpasten enthalten sehr oft Konservierungsstoffe, Verdickungsmittel, Emulgatoren, Zuckeralkohole, Benzoate die genetische Veränderungen hervorrufen und und und. Wenn Du also nun soviel Wert auf dein Futter legst, dann mache es dir nicht mit solchen Zahnpasten kaputt.

WACHSTUM

Das Wachstum des Hundes wird hauptsächlich durch innere (Genetik, Geschlecht) und äußere (Ernährung, Klima, Krankheit etc.) Faktoren bestimmt und ist auch Rasse-intern recht individuell.
Es ist möglich, dass äußere Bedingungen, das genetisch vorgegebene Potenzial nicht voll ausschöpfen lassen. Andererseits lässt sich durch Anwendung diverser äußerer Einflussfaktoren (Ernährung, Haltung, Krankheitsverhütung) zwar das Wachstum beschleunigen, die End-Größe jedoch nicht. Eine Beschleunigung zieht meistens gesundheitliche Schäden mit sich.

CALCIUM-PHOSPHOR-VERHÄLTNIS

Es gibt die Annahme, dass Prädisposionierte Rassen mit Calcium-Gaben „unterstützt" werden sollen oder müssen. Schaut man sich aber nun den Calcium-Phosphor-Kreislauf einmal an, macht das allgemein erstmal wenig Sinn. Bei Rassen sehr großer Größen, da möchte man (angesichts der Körpermassen) schnell Stabilität in das Skelett bringen. Nur reichen feste Knochen und geschlossene Wachstumsfugen allein nicht aus, denn ein Skelett wird auch von stabilen und elastischen Bändern, Sehnen und Muskeln gehalten und vor allem bewegt.

Das Calcium-Phosphor-Verhältnis sollte bei Welpen und Junghunden bei 1,5:1 bis 2:1 liegen, niemals jedoch unter 1:1. Auch hier ist die Bioverfügbarkeit von der Qualität abhängig.
Zum Vergleich: die Kolostralmilch der Mutter-Hündin, weist ein Verhältnis von
140-240 mg Ca : 91-140 mg Ph in 100g auf.

Es benötigt noch ein paar mehr Komponenten, als immer nur das Eine zu supplementieren. Auch weitere Nährstoffe sollten dem Organismus und dessen Kreislauf zur Verfügung stehen.

CALCIUM – PHOSPHOR- KREISLAUF

Generell hemmen sich Calcium und Phosphor gegenseitig, wenn das Verhältnis nicht stimmt.

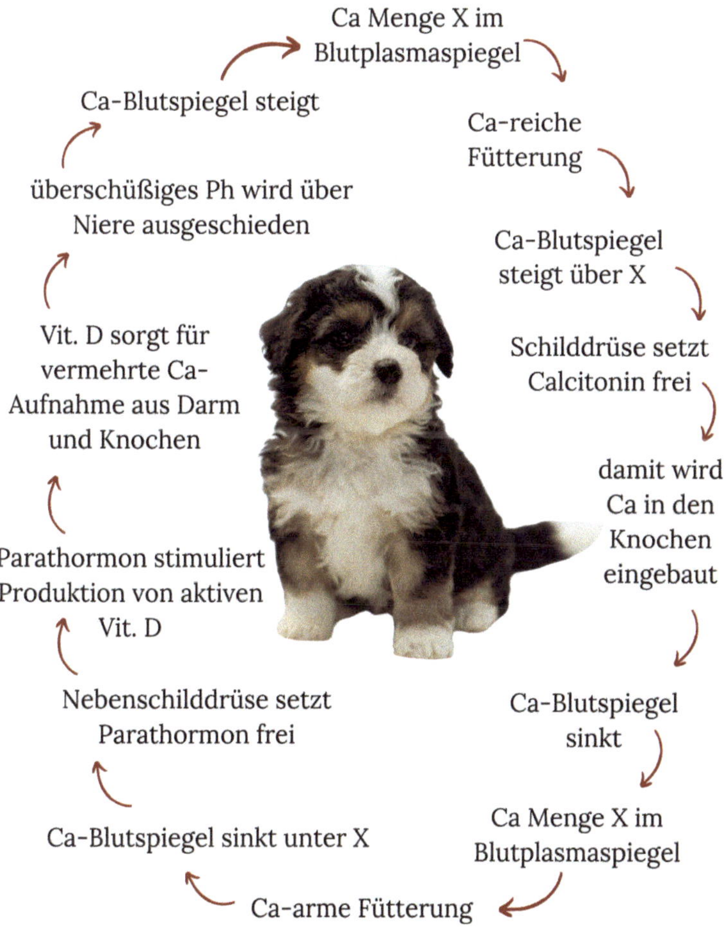

99% des gesamten Calcium befindet sich in Knochen und Zähnen.
Phosphor befindet sich ebenfalls im Knochen, 15% jedoch in Muskeln und Organen.

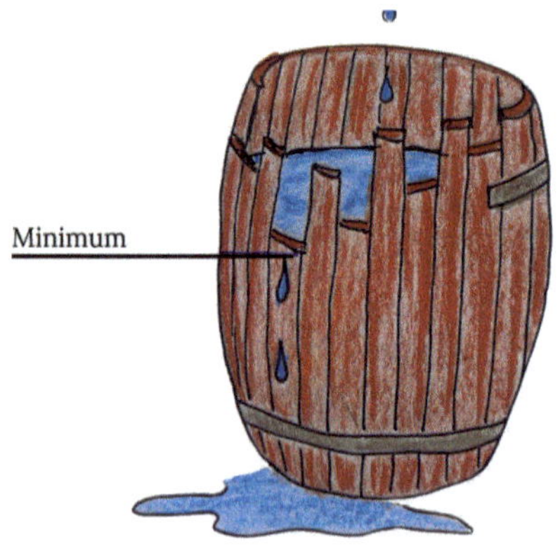

Das Fass des Minimumsgesetz von Justus von Liebig

So sieht es übrigens bei vielen Kreisläufen und Stoffwechselvorgängen aus. Es ist selten immer nur eine Komponente die fehlt; Und oft ist ein Mangel erst erkennbar wenn ein anderer Nährstoff bereits dermaßen im Keller ist, dass er nicht mehr „verheimlicht" werden könnte. Dieses Prinzip des „Minimumsgesetz" (bekannt geworden durch Justus von Liebig) findet man auch sehr deutlich bei den Mineralien und bei den Aminosäuren. Es können noch so viele Komponenten im Überschuss sein, wenn eine Daube nicht genügend Halt gibt, kommt der Überschuß nicht an. Gleichgewicht ist hier das Zauberwort.

> **Merke:**
>
> Langsam wachsen, ist die gesündeste Art und Weise.
>
> Und das schaffst du mit Hilfe von einem guten Futter mit einem moderaten Energiegehalt und kontrollierten Fütterungszeiten.

BEWEGUNG

Ich beginne mit der ,,5-Minuten-Regel".
Diese ist überholt und darf einmal ordentlich relativiert
werden.

Quellen aus einigen fachkundigen Erläuterungen von
Tierärzten/-ärztinnen und Physiotherapeuten/-therapeu-
tinnen bestätigen dies und berufen sich hauptsächlich
einen auf ihr Wissen und Erfahrung
In einem gut erklärten Blog eines namhaften Tierarztes
(Ralph Rückert) wird vermutet, dass diese Regel auf
recht alten Studien aus den siebziger und auch aus den
achtziger Jahren beruht, welche jedoch im Kontext recht
abgewandelt erscheinen.
In einer dieser Studie des National Institutes of
Health (NIH) hat man Wachstumsschäden von Hunden
verglichen, die in den ersten Monaten sehr bewegungs-
arm in kleinen Boxen gehalten wurden.

In der anderen Studie hat man Wachtsumsfugen und
Knochen gemessen, bei Hunden die entweder sehr re-
duziert bewegt wurden und jenen die übermäßig viel
(stundenlang auf dem Laufband) bewegt wurden.
(Quelle: Verweis auf einen Blog-Artikel von Dr. Ralph Rückert und Dr.
Johanne Bernick, www.tierarzt-rueckert.de)

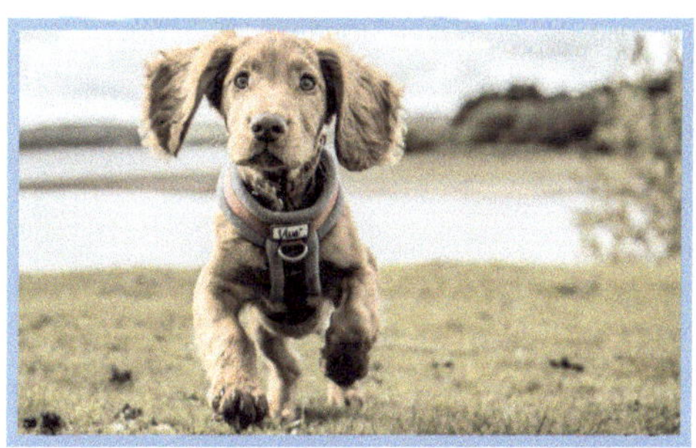

Ich äußere mal am Rande, dass mich die Vorstellung sehr erschreckt und ich nicht gutheiße, zu welchen Zwecken auch immer, Hunde unter diesen Umständen zu halten.

Am Ende hat man bei den Hunden, die in kleinen Boxen gehalten wurden, weniger bis gar keine Knochenschäden, bis hin zu vorbildlich gewachsenen Knochen festgestellt. Man hat aber auch zugegeben, dass dies vermutlich nicht auf die mangelnde Bewegung an sich zurück zuführen ist, sondern vermutlich eher, auf die gezwungen Spreiz-Hock-Haltung, welche Wissenschaftler bereits bei Menschen-Babys als günstige Haltung bewiesen haben.

Es gibt viele weitere Beobachtungen auch in dem Bereich von Wolfs-Rudeln, wo den Kleinen unter Umständen Strecken bis zu 30 km am Tag (Ausnahme) zugemutet wurden, ohne dass diese eher degenerative Beeinträchtigungen zu haben schienen.

Auch mag ich auf die fachlichen Erläuterung und das Buch von Dr. med. vet. Patrick Blättler Monnier verweisen. Als orthopädischer Spezialist für Kinematik und Biomechanik beim Hund benennt er diese genannte 5-Minuten-Regel sowohl durch langzeitige Wissenschaft und auch seine Alltagserfahrung als fehlerhaft. Er plädiert für eine moderate Bewegung um den Muskelaufbau zu unterstützen. Alle diese fachlichen Aussagen stehen im Kontext, dass diese Grundvorraussetzung für eine Minimierung bis sogar Ausschluss von traumatischen und stumpfen Einwirkungen optimal genutzt wird.
(Quelle: www.4dvets.com/welpenstudie; Buch: „Wieviel Bewegung braucht der Welpe" von Dr. med. vet. P. Blättler Monnier)

Vielmehr möchte ich davor warnen, intensive Ballspiele zu beginnen; gerade in den ersten Wochen bis Monaten nach Einzug.

Diese Lauf-Stopp-Spiele verlangen den Gliedmaßen einiges ab, dein Hund stoppt jedes mal im vollen Lauf um den Ball zu greifen und die ganz schnellen Kandidaten sind dann schon auf dem Rückweg, vollziehen also auch noch eine Wendebewegung. Diese Art der Bewegung mit seinen Abläufen sind große Belastungen.

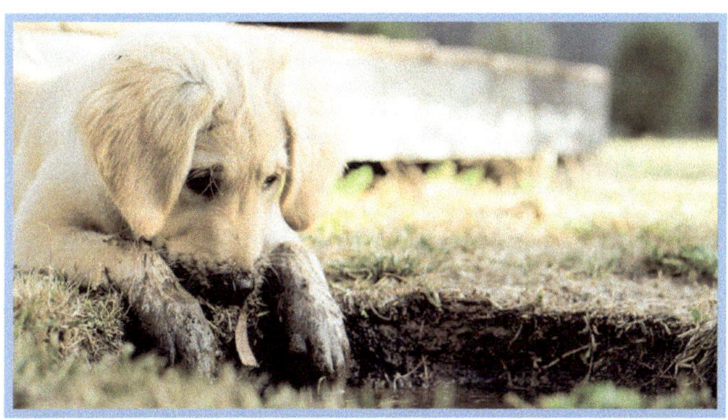

Was ist also richtig? Natürlich laufe ich mit meinem Welpen keine großen, anstrengenden oder langen Spazierrunden.
Ich bevorzuge, ihn auch ein Stück zu tragen, das hat aber oft auch erzieherische oder Sicherheitsgründe, ihn im Straßenbereich ein Stück bei mir zu haben, gerade wenn er wirklich noch sehr jung/klein ist.

Ich lasse ihn auch mal eine Weile spielen und toben, wenn der Partner ebenbürtig ist, ohne dabei auf die Uhr zu schauen und ein Spiel nach Zeit, abrupt zu beenden, nur weil der Timer nun 12 Minuten anzeigt.
        Dennoch habe ich ihn im Blick, denn natürlich kann der Spielpartner so reizvoll sein, dass über die eigentliche Ausdauer hinaus gespielt wird.

Ebenbürtig ist auch ein Schlüsselwort in Bezug auf die Gelenkgesundheit. Denn ein vermehrtes Toben und Raufen mit einem körperlich überlegenden Welpen, oder der vielleicht auch aufgrund seines Alters nicht sehr bedacht unterwegs ist, kann genau die Traumata hervorrufen die schlußendlich für Gelenkerkrankungen verantwortlich sind oder diese begünstigen. Hinzu kommt das die Genetik einen großen Anteil hat.

Gute „Welpenkurs-Stunden" haben mehrere Pausen, Spieleinheiten und kurze Lerneinheiten. Wobei die sozialen Kompetenzen, die der Welpe in einem Spiel mit einem gleichwertigen Spielpartner lernt, einen hohen Stellenwert verdienen, und gleich wichtig wie Sitz, Platz, Fuß sind. Auch ein gute sozialisierter adulter Hund der die Regeln von Respekt und Unterordnung beibringt, kann von uns Menschen wahrlich schwer aufgefangen werden. Kontakt ist also wichtig, aber er sollte bitte immer von uns Menschen vorher geregelt/besprochen sein. Dein Welpe darf nicht einfach auf jeden Hund zu rennen, diesen anspringen oder ähnliches. Und umgekehrt, solltest auch Du darauf Acht geben, dass sich andere und vor allem erwachsene Hunde nicht ohne Absprache nähern.

Sucht dein Welpe Schutz bei Dir, gewähre ihm diesen. Gehe nicht zur Seite, denn er kann viele Dinge eben noch nicht „alleine regeln".

      Es ist auch ein Vertrauen, was er zu dir aufbaut, dass du ernst nehmen solltest. Hierfür ist natürlich der Rat und Anleitung von einem/einer guten Hundetrainer/in sinnvoll.

Wenn es allein körperlich (bezogen auf Größe und Muskelkraft) möglich ist, und er schon einige Monate alt ist (ab 5/6 Monate), darf auch mal ein kleines Training mit ein oder zwei Treppenstufen begonnen werden. Ich beginne gern mit dem heraufsteigen, weil dies mit mehr Ruhe und Bedacht geschieht, als hinab, wo doch oft die Bewegung in einen Sprung übergeht und dann doch das Gewicht auf die Gelenke geht.

Auch das spätere Treppen steigen, sollte in einem gedrosselten Tempo möglich sein. Es ist nicht nur generell Gelenkschonender sondern auch im Alltag sicherer, mindestens für den Menschen. Erzieherisch hat es den Vorteil dass der Hund dann gelernt hat, langsam den Menschen eine Treppe entlang zu begleiten, wenn dieser vielleicht mal gerade beweglich eingeschränkt ist, oder der Untergrund glatt ist, oder ähnliches.

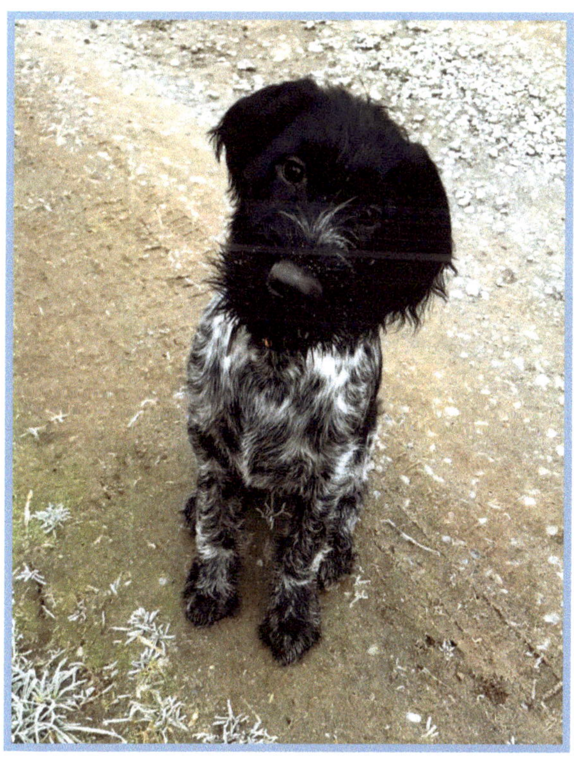

HYGIENE

STUBENREINHEIT

Das Thema Stubenreinheit gehört ja eigentlich mehr in die Kategorie Erziehung, dennoch möchte ich damit abschließen; denn tatsächlich wird mir immer noch, von der nun wirklich völlig veralteten Methode berichtet, seinen Welpen zur Stubenreinheit zu erziehen in dem man ihn mit der Nase in seinen Urin oder Kot drückt. Selten gibt es eine Erklärung und noch seltener wird behauptet, bei Wolfsfamilien wäre das auch so üblich.

Das ist nicht nur in seiner Ursprünglichkeit völliger Blödsinn, denn in Wolfsfamilien wird keineswegs so verfahren („Wölfisch für Hundehalter", Günter Bloch), sondern auch kontraproduktiv.

Zunächst ist eine ganz essentielle Notdurft, dessen natürlicher Zwang jedes Lebewesen unterliegt. Ein Welpe, vor allem wenn er bei seiner Mutter aufgezogen wurde und die „Wurfhöhle" sauber gehalten wurde, hat nicht das Bedürfnis sein „Lager" zu verschmutzen. Er macht dies auch nicht, um uns Menschen zu ärgern. Zunächst müssen wir ihm beibringen, wo es eine gute Möglichkeiten gibt sein Geschäft zu verrichten. Und das ohne Groll und ohne Panik.

Damals.... als meine Labrador-Hündin im Sommer 2009 bei uns einzog, war ich mit ihr auch oft bei meinen Eltern zu Besuch. Diese hatten zwar einen Garten, das Wohnzimmer lag jedoch in der ersten Etage. Djia war noch klein, erst wenige Wochen bei mir- da hockte sie sich plötzlich hin um einen Haufen zu machen. Meine Mutter glaubte schnell reagieren zu müssen, indem sie sie hochhob und mit ihr rauslaufen wollte. In ihrer Hektik verlor sie einen Hausschuh, weil sie leicht ins stolpern kam,

gleichzeitig verlor Djia bereits ein „Würstchen", welches durch eine unglückliche Verkettung direkt in den Hausschuh meiner Mutter fiel. Und noch bevor ich etwas sagen konnte, setzte sie ihren Fuß wieder in den Schuh. Dadurch rutschte sie wieder aus, während auch das nächste Würstchen seinen Weg zu Boden fiel. Ich meine mich sicher zu erinnern, dass meine Mutter sich noch fangen konnte. Aber dieser ganze „Tanz" geschah während sie meinen Zwerg am ausgestreckten Arm von sich weg hielt.
Wozu jetzt der ganze Affentanz? Ich glaube damit wir noch heute darüber lachen können.
Relax! Diese Maleure passieren und sollten dich nicht stressen.

Generell ist es hilfreich sehr kontinuierlich nach dem Schlafen, nach den Mahlzeiten und nach dem Spielen mit deinem Welpen einmal vor die Türe zu gehen oder in den Garten. Und bei jedem dort verrichteten Geschäft zu loben. Sollte doch einmal was daneben gehen, weil man vielleicht nicht schnell oder nicht aufmerksam genug war und auch der Weg von der erste Etage nach draußen zu lang dauert, dann bitte nicht schimpfen. Lieber gar nichts sagen oder eine bedauerndes „schade" oder „nein" (je nach Alter und Lernstand), achte dabei auf Ton und Mimik und anschließend draußen umso deutlicher loben.

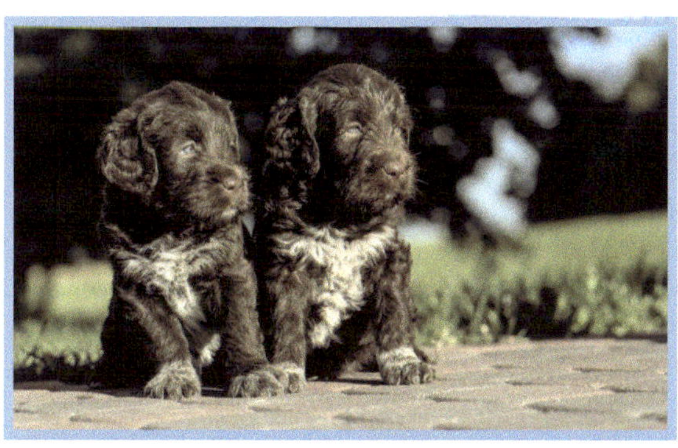

BADEN

Auch baden musst du deinen Welpen nicht regelmäßig sondern nur nach Bedarf. (Ausnahmen sind natürlich Rassen mit längerem Fell z.B.) Bedarf wäre beispielsweise starke Verschmutzung oder starker Geruch weil er vielleicht doch zuviel in einer stinkenden Pfütze o.ä. gespielt hat. Hier bitte kein Baby-Shampoo oder ein anderweitiges „menschliches" Pflegeprodukt benutzen, weil man damit die Hautbarriere des Hundes schadet.

Der pH-Wert beim Menschen liegt bei 4 im Vergleich zum Hund, welcher im Durchschnitt bei 6,5 liegt. Ein enormer Unterschied also.

Das Fell darf auch regelmäßig gebürstet werden, aber auch hier liegt die Besonderheit der Beschaffenheit manchmal in der Rasse. So bedarf ein Hund mit langem Fell deutlich mehr Pflege durch Bürsten etc. als einer mit kurzem Fell. Übermäßiges Haaren, bei einem Hund mit dem Standard doppellagigen Fell (also Grannen- und Wollhaar) ist zunächst nicht normal. Denn dieses Fell -wie auch beim Wild- unterliegt immer noch einem natürlichen Fellwechsel-Zyklus der (so wird vermutet) der Photoperiode unterliegt. Ein übermäßiges und anhaltendes Haaren, kann man auf vielerlei Soffwechsel- Verschiebungen oder -Störungen zurück führen, oft ist es auch ein ganzheitlicher Mineralstoffmangel.

AUGEN, OHREN, KRALLEN

Augenreizungen/-rötungen und Ausfluß gehören ebenfalls untersucht. Auch Hunde haben mal gereizten Augen von Wind, Sand, Dreck, welchen man aber mit Wasser und einem weichen Tuch zumindest äußerlich(am Lidrand) säubern oder den „Augenknös" entfernen kann.

Bindehautentzündungen können Hunde auch bekommen und diese sind dann genauso ansteckend wie wir es aus dem Humanbereich kennen. Auch wir Menschen können uns bei unserem Hund mit diesen Bakterien anstecken und andersrum.

Die Ohren dürfen regelmäßig/wöchentlich kontrolliert werden. Etwas Dreck entferne ich mit Watte und evtl. milden natürlichen Reiniger. Kopfschütteln und Juckreiz am Ohr sollte Dich dazu veranlassen sofort reinzuschauen und ggfs. den/die Tierarzt/-ärztin mal tiefer reinschauen zu lassen. Übrigens können Otitis (Ohrenentzündung) und gerade wenn sie immer wieder kehren, ihre Ursache im Darm haben. Also ist es auch hier sinnvoll auf eine gesunde Fütterung wert zu legen oder spätestens dann, diese mal überprüfen zu lassen.

Die Krallen deines Welpen sind zunächst scharf, aber auch noch nicht so fest. Dennoch solltest Du auch hier regelmäßig danach schauen, ob sie sich ablaufen oder doch zu lang sind. Auch wenn sie später mit mehreren Monaten schon fester sind, gehört die Kontrolle der Krallen zur Pflege dazu. Denn sind sie zu lang, wird das auf Dauer zu physiologischen Fehlstellungen und mehr führen. Lass dich hier gerne von deinem /deiner Tierarzt/-ärztin beraten, denn langfristig kannst Du das Krallen schneiden oder schleifen mit dem richtigen Equipment und entsprechender Anleitung sicher selbst übernehmen.

UND SONST?

Was habe ich aus meinem *bescheidenen* Erfahrungs-schatz weiter zugeben?

Deinen Welpen/Hund lieb haben, die Zeit genießen, denn sie geht wirklich sehr schnell vorbei (die Pubertät im Vergleich übrigens auch), viel lächeln und bitte nicht nachtragend sein.
Jeder meiner Hunde hat mir sehr individuell etwas Neues beigebracht und mit jedem weiteren Hund lerne ich die individuellen (Trainings-)Wege mehr zu schätzen. Wenn man offen bleibt (neben seinen Wunschvorstellungen) für das was dein Hund dir vorgibt, für seine Anlagen, seine Stärken und Schwächen wirst du vielleicht überrascht sein, wo es dich hinführt und was es dich lehrt.

Was dich aber nach wie vor leiten darf, ist
Toleranz, Konsequenz, Geduld und Fairness.

Sicherheit und Vertrauen ist kein Geschenk, es baut
-meiner Meinung nach- auf diese Pfeiler auf.

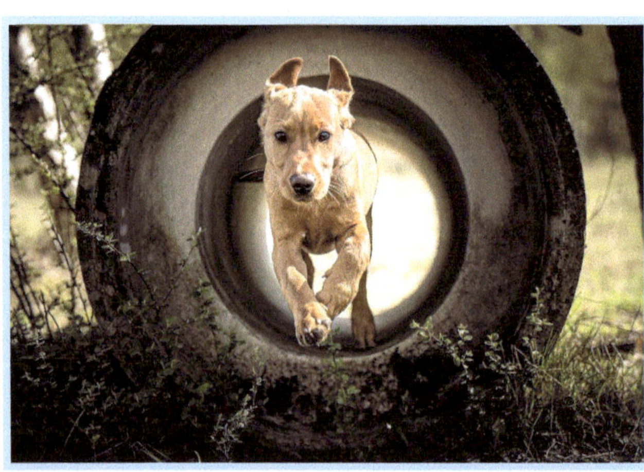

Wo man Liebe aussät,

da wächst Freude empor.

(Zitat: William Shakespeare)

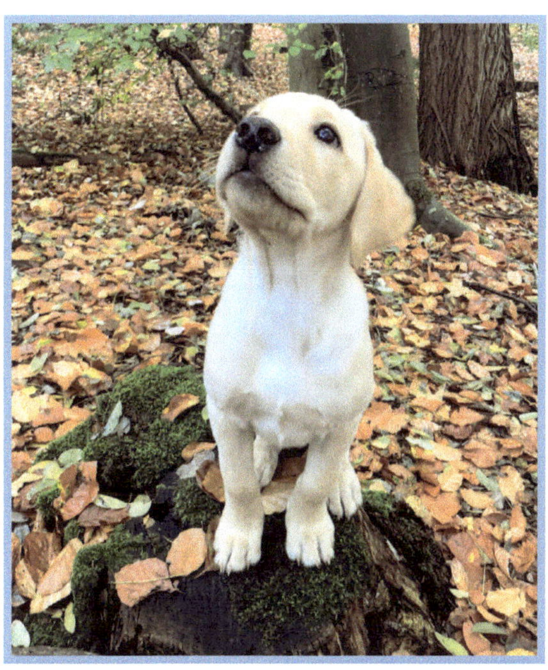

QUELLEN

Bildquellen:
-Coverfoto: Anja Michels
-Seite 10, 21, 30, 46, 62: Anja Michels
-Seite 50,51: Janina Sträter
-Restliche Seiten: lizenzfreie Bilder von canva.com

Sonstige:
-Blog-Artikel von Dr. Ralph Rückert und Dr. Johanne Bernick, (www.tierarzt-rueckert.de)
-Welpenstudie: www.4dvets.com/welpenstudie; von Dr. med. vet P. Blättler Monnier

Literatur:
-„Wieviel Bewegung braucht der Welpe" von Dr. med. vet P. Blättler Monnier, 1. Auflage 2020
-„Ernährung des Hundes", Prof. Dr. Jürgen Zentek, 9. Auflage
-„Wölfisch für Hundehalter", Günther Bloch, Elli H. Radinger, 2010

Alle Angaben in diesem Buch erfolgen nach besten Wissen und Gewissen. Sorgfalt und die Individualität des Hundes im Blick bei der Umsetzung ist dennoch geboten. Verlag und Autor übernehmen keinerlei Haftung für Schäden jeglicher Art, die aus der Anwendung der vorgestellten Methoden und Möglichkeiten entstehen können.

Über die Autorin:

Wie soll es auch anders sein, bin ich mit Hunden aufgewachsen, es gab immer einen Hund in unserer Familie und auch meine Großeltern (beiderseits) hatten immer einen Hund. Da kam so einiges zusammen, vom weißen Großspitz, über den Cocker Spaniel zum Drahthaar-Foxterrier. Nach einer für mich schier endlosen Zeit ohne Hund (tatsächlich waren es ca. zwei Jahre) bekam ich dann meinen eigenen Hund mit knapp zwölf Jahren. Ein Spitz-Terrier-Mischling namens Charly aus einer Zirkus-Verpaarung, damit meine ich dass die Mutter tatsächlich damals in einer Hunde-Gruppe mit Tricks und Dressur in Zirkus und Fernsehen aufgetreten ist.

Als ich mit meinem damaligen Freund (heute Ehemann) zusammenzog lebte Charly noch, und wir entschieden uns für einen Zweithund. Ein Kanaan-MIx aus dem Tierschutz namens Betty zog ein und sie ebnete uns den Weg in den bis heute geliebten Dummysport. Nach Charlys Tod folgte die Labrador-Hündin Djia.

Ich heiratete und bekam zwei Kinder. Und heute begleiten mein und das Leben meiner Familie wieder eine Labrador-Hündin und ein Deutschdrahthaar-Rüde.

Meine erste Ausbildung war ein Studium der Landschaftsarchitektur, dennoch war mein Weg ein anderer.

Irgendwann brachte mich meine Tierheilpraktikerin auf das Thema Futterberatung. Ich schloß mich ihrem Team an und begann meine Arbeit als Vertriebs-Partnerin. Weil mir das nicht reichte und ich mehr wissen wollte, absolvierte ich eine unabhängige Ausbildung zur Tier-Ernährungsberaterin für Hund und Katze bei der Heilpraktikerschule Isolde Richter.

Im Dezember 2021 gründetet ich dann mein Unternehmen Futterharmonie und arbeite seither als Ernährungs- und Futterberaterin. Fort- und Weiterbildungen rund um das Thema Hund und Ernährung und auch Hund und Verhalten werden auch weiterhin mein Interesse stillen müssen.

Viele natürliche Möglichkeiten wie Phytonährstoffe, Kräuterheilkräfte, Bachblütentherapie und mehr haben mich immer wieder in Bezug auf die Gesundheit allgemein und im speziellen für den Hund (und Katze) überzeugt. Natur ist für mich immer mindestens ein Versuch wert

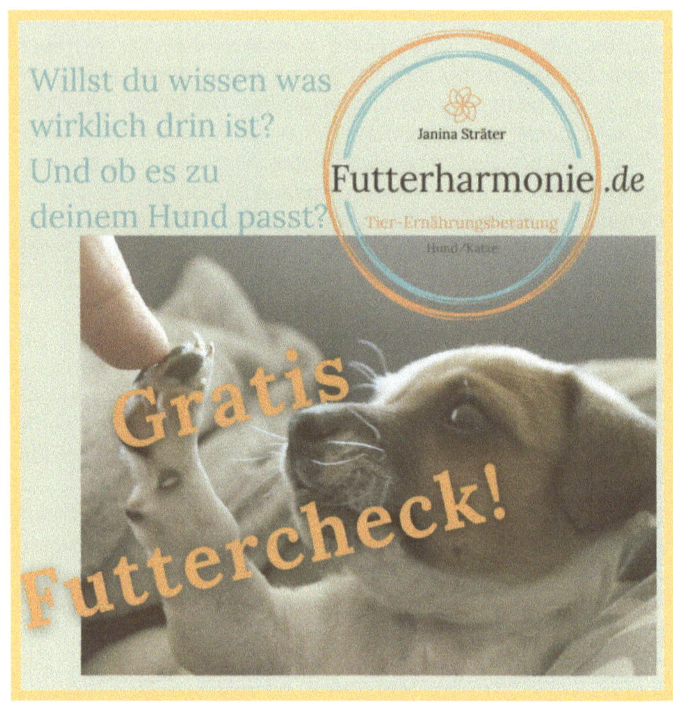

Bevor Dich der Futter-Dschungel gefangen nimmt, biete ich Dir gerne Mine Unterstützung an. Melde dich einfach per Mail und ich schaue einmal ob deine Fütterung von guter Qualität scheint. Dies ist bei Fertigfutter-Bewertungen gratis.
Eine Rationsüberprüfung des Frisch-Futter-Plans ist kostenpflichtig.

Mehr Informationen findest du auf meiner Homepage:
www.futterharmonie.de